U0086050

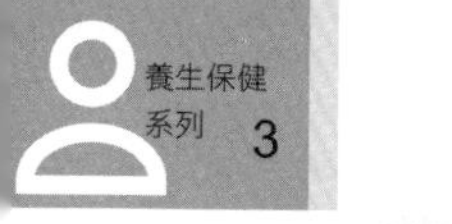

sodium citrate
Caffeine
H_3PO_4
Sugar
H_2CO_3
2-methylimidazole
Bisphenol A

致命的飲料

呂文智中醫診所院長　呂文智中醫師
高醫師家醫科診所院長　高有志醫師
整合醫學養生排毒專家　陳立川博士

—— 專業推薦 ——

（依姓名筆畫排列）

南西・艾波頓博士(Dr. Nancy Appleton)
G・N・賈可伯斯(G. N. Jacobs)
合著
鄭淑芬　譯

推薦序

糖癮與營養缺失有關

美國肯塔基大學毒理學哲學博士
整合醫學暨自然醫學健康雜誌《整合健康與自癒》發行人
「整合養生三環」系列課程創始人
《人體空間排毒》、《跟著博士養生就對了》、《解毒高手》、《健康一口咬定》等健康書籍作者
陳俊旭

我在三十幾年前念農化系時，有位教授就告訴我們美國人感受甜度比台灣人高，所以我們會覺得美式甜品很膩，吃不慣。可是曾幾何時，台灣的甜點與水果甜度越來越高，小時候有節慶喜宴才能喝的可樂汽水如今比比皆是，吃西

式點心配下午茶的西方習性也落地生根了，大家從小就已經變成嗜甜如命。

當我告訴很多人少吃糖，甚至連轉化成單糖快的澱粉類與太甜的水果都不要吃，他們會覺得我是異類，頗不以為然。

其實，我們與北美洲的印地安人同是所謂蒙古後裔，基因相近，改變傳統飲食而就西式速食後，印地安人得糖尿病者節節上升，亞利桑那州的披瑪族有全美國糖尿病罹患率最高的慘狀。同是所謂蒙古後裔的愛斯基摩人飲食西化以後，牙齒變壞、自殺率增高、臉龐與齒弓縮小（頭骨發育變緩）。君不見台灣的糖尿病患也越來越多嗎？

經研究後，這些身心的徵狀得歸咎於西式飲食會導致很多營養匱乏的地方，營養不是只有卡洛里的熱量考量而已，各個營養素（包括維生素與礦物質）的均衡（質量）都是很重要的。

只要印地安人或愛斯基摩人回歸到他們的傳統飲食，健康就會恢復。而有些有毒癮、酒癮、菸癮的人，從飲食與營養的改變上，或者進行徹底的排毒後，癮頭會從「內心」消失。在西化衝擊下的印地安人或愛斯基摩人，有癮頭的人也因生活與飲食的西化而增多。

雖然甜癮比毒癮、酒癮、菸癮看似「善良」多了，但是就腦神經化學的觀點而言，只是五十步笑百步。腦神經化學有三個是胺基酸控制的，生化步驟跟不同的癮頭有關。《男女大不同》一書的著名作家約翰蓋瑞就提到，他在墨西哥提瓦納市的一個醫療中心接受臭氧注射與胺基酸療法，讓他的巧克力甜癮停止了四個月，我也曾經去拜訪這診所，所以對癮頭的控制也有粗淺的了解。

男人是多巴胺主宰的心性動物，而女人是血清素主宰的心性動物，製造多巴胺的氨基酸酪胺酸來自比較傳統的肉品蛋白質，而製造血清素的氨基酸色胺酸可來自碳水化合物，所以男人早上先吃點肉或蛋，再吃碳水化合物，而女人吃碳水化合物先，肉或蛋後，因為這兩種氨基酸會彼此競爭，所以男女的食物雖一樣，但吃法（次序）要不同。我經常是先吃些肉品再吃蔬菜與澱粉的，光吃甜水果並不會讓我覺得舒服自在的。

當我的甜癮出現時，我會檢測自己的營養缺失與毒素輪廓，然後進行營養補充與排毒，沒三兩天癮頭就減輕，進而消失，不必沉溺於甜癮的發作中，身不由己地吃甜食，吃完後再覺得罪惡，一再重複此反覆輪迴，跳脫不了。

我其實發現很多靈修團體也有這種現象。在集體靈修後，大家會聚餐或吃點心，往往是西化的甜點或西餐，不僅充滿台灣人最常有的三樣慢性食物過敏原：牛奶、蛋、麵粉，以及最該少吃的單糖。甜食所觸發的胰島素快感加上先前靈修的快感，如虎添翼，讓人很 HIGH。但大起必有大落，快感消失後就會從高空摔落地面，只好再努力靈修，刻意改進自己。殊不知這是自己對自己的身心敏感度與覺察力低。明明不得吃跟西方體質一樣甜的食品，卻依樣畫葫蘆。

我近年來走過幾個國度走馬看人，放眼望去，我們都可以從世界各地發生的飲食西化與文明病（單單以最明顯的過度肥胖現象而言）的增加看到糖癮的普遍散佈與誘發的營養缺乏所造成的系列禍害，以及兩者間的強烈關聯性。我強力推薦大家閱讀艾波頓博士的先前著作《糖的恐怖真相》與本續作《致命的飲料》，了解到吃喝進太多單糖是一種慢性自殺的行為。

推薦序　健康殺手就在身旁

高醫師家庭醫學科診所、養和健康管理中心院長
美國功能醫學會會員（IFM）
國際螯合醫學會會員（IBCMT）
德國在台協會、英國文化辦事處特約醫師
前台大醫院家庭醫學部主治醫師
高有志

走進超商，各種五顏六色設計精巧的瓶裝飲料映入眼簾，刺激著購買的欲望。對於剛在戶外活動，相對處在脫水狀態的學生們，馬上來一瓶冰冰涼涼的冷飲，是多麼舒爽的享受啊！

擔任家庭醫師不覺已過二十年了，這二十年間，經常在處理小朋友們的種種過敏問題，舉凡異位性皮膚炎、蕁麻疹、溼疹、過敏性鼻炎、氣喘，甚至注意力不集中、亞斯柏格症候群等，似乎顯著增加。而由流行病學的研究也明白顯示此一事實，到底是怎麼回事，為何我們下一代的過敏問題、過動問題在如此短的時間增加了好幾倍之多？而約莫在同時，我們也注意到下一代的身高成長竟出現停滯？

上帝在創造人時，一定沒能預測到有一天人類會「如此聰明」發明了許多原先自然界不存在的化學物質，這些化學物質進入人體後，其代謝途徑與天然食物完全不同，堆積在人體，形成代謝的負擔，其對身體的影響，有時並非在短時間就顯現，但總是不利人體健康的。

幾乎沒人沒喝過在超商架上的種種飲料，但是卻很少有人會好好仔細瞭解喝進去的五顏六色飲料，到底有多少是人工添加進去的，除了其中的甜味劑外，尚有種種不同的添加物（包括防腐劑），這些添加物竟然都是「合法」的，只是不一定合人體的法而已。隨著健康概念的提昇，甚至也有許多假藉健康之名的飲料，其實是不利於健康的。

人體是由細胞組成，人的健康來自於身體六十兆細胞的正常運作，而細胞內的運作能否正常與種種酵素能否有效作工息息相關。而要這些酵素維持正常功能，就有賴身體的種種維生素與微量礦物質，一瓶含有許多添加物的飲料進入身體後，馬上影響這些營養素的平衡，一旦因此上癮之後，其對健康的影響是巨大的，也常常是種種疾病發生的最基本原因之一。

為了我們自己及下一代的健康，本書作者很詳細地告訴我們遠離人造飲料，回歸全食物飲食，實在是「刻不容緩」的飲食教育。

推薦序

戒除含糖飲料的解決之道

呂文智中醫診所院長
台北市中醫師公會常務監事
中華民國傳統醫學會理事
中華民國抗衰老醫學會理事

呂文智

臨床上媽媽們常問：「醫生，我的小孩不喜歡喝水，或不敢喝水，常愛喝飲料、汽水或市售罐裝果汁，這樣子好嗎？」我常回答：「糖分太過，色素、香料、咖啡因……等成分容易破壞整體的體內平衡，身體失去平衡狀態，代謝失調，進而易引發疾病。」然而糖是人體三大主要營養之一，糖供給人體的熱能約佔人體所需總熱能的百分之六十至百分之七十，是人體熱能主要來源，約每克葡萄糖在人體內氧化產生四千卡的熱量。不過糖對人體也是有危害的，過量的攝取會引起肥胖，心臟病，高血壓，血管硬化，腦溢血，糖尿病以及齲齒等疾病，重者甚至引發癌症，因此，世界衛生組織曾於一九九五年提出「全球戒糖」的口號。

春秋戰國時期出現了我國現存的醫學文獻中最早的一部典籍——《黃帝內經》，其中〈素問・藏氣法時論〉指出「辛散、酸收、甘緩、苦堅、鹹軟」，這是對五味作用的最早概括，「五味」就是食物的酸苦甘辛鹹五種基本的滋味，中醫理論認為「五味所入，酸入肝，苦入心，甘入脾，辛入肺，鹹入腎」，五味不同，對人體五臟作用也各有不同，飲食調配恰當，則五味和諧，有助於身體的消化吸收；假如食味過份偏嗜，則五臟失調，有損健康。因此，中醫早有「甘令人滿」、「單服則臟有偏勝，久服則過劑生邪」的理論，如明・李時珍《本草綱目・卷二十五・穀部》：「凡中滿吐逆，秘結牙䘌，赤目疳病者，切宜忌之，生痰動火最甚，腎病勿多食甘，甘傷腎，骨痛而齒落，皆指此類也。」對飴糖之甘作注，飴糖即麥芽糖。清・汪昂《本草備要・藥性總義》也說：「五味之所傷，多食甘則骨痛而髮落。」即使凡藥甘者能滋養補虛、調和藥性、緩急止痛，但是也有禁忌的。

而含糖飲料充斥市面，數千數萬種，卻沒有歸納完整，清晰詳實，淺顯易懂的書籍，以現代醫理知識著作供參考閱讀，有幸南西・艾波頓博士繼《糖的恐怖真相》出版後，再以《致命的飲料》一書針對「含糖飲料」作更詳細的剖析，內容與中國醫書不謀而合，其對軟性飲料及其他含糖飲料的成分，與現代流行病的關聯性作一系列的探討，到對飲料公司大肆廣告的批判，更提出戒除對「含糖飲料」的解決之道，除你我的努力外，社會的責任，政府的政令配合，三管齊下才能有效防堵「健康殺手」的危害，今有幸推薦此書，期大眾廣泛閱讀，身體力行，冀盼日後子孫不再深受毒害，而南西・艾波頓博士，則功不可沒。

目次

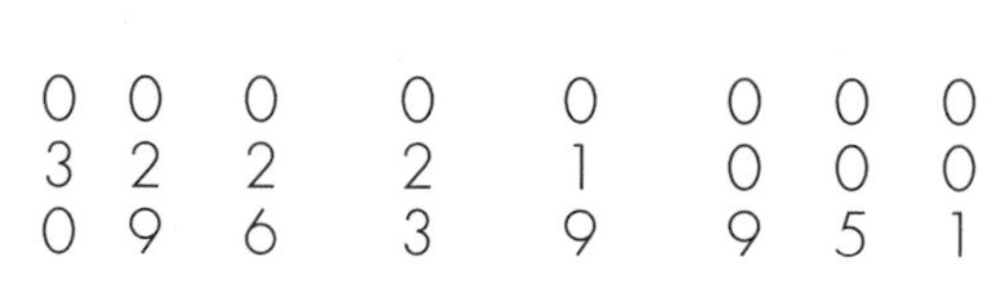

前言

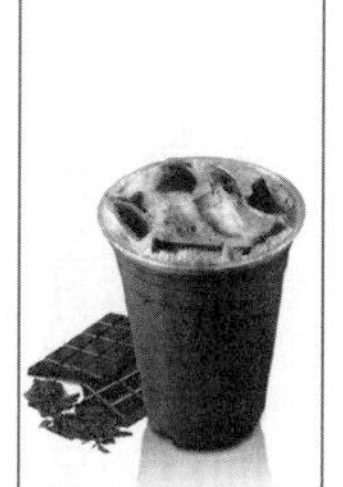

很多年前，我當場看到我的孩子搖晃汽水罐，為了在開罐時讓汽水噴出來。我還記得自己狠狠罵了他們一頓，因為這樣會浪費汽水。現在知道這些飲料會要人付出恐怖的健康代價後，我想，要是再看到同樣的行為，我應該會拿一堆禮物獎勵孩子們。遺憾的是，現在，汽水不是唯一會摧毀你和孩子的健康的飲料。這個產業不斷開枝散葉，推出各種會讓人上癮、進而致病的產品，包括運動飲料、精力飲料、冰茶及加味水。誘惑無所不在，裝在各式各樣的瓶瓶罐罐裡。《致命的飲料》這本書的目的，是要提供你關於汽水與其他含糖飲料的事實，幫助你對抗誘惑。

這本書一開始，會先解釋體內平衡對健康有多重要，而汽水這類飲料又會如何讓身體失去平衡，久而久之，讓人變得體虛多病。書中也簡單介紹了飲料業的發展歷史，說明汽水如何成為現代社會的基本配備，從全國各地藥房裡的微寒出身，一舉變身成為全世界數一數二的重量級產業。一旦瞭解全貌，接下來你就會讀到汽水及其他含糖飲料的醜陋細節。第三章將解釋喝下這些產品時，你是把哪些東西送進自己的身體內，第四章則會介紹最常添加這些有害成分的飲料類型。

接下來就要瞭解，近年來侵擾社會的許多致命疾病與健康問題，與含糖飲料之間的關連。因為跟氣喘、過敏、心臟病，甚至是癌症這些健康問題脫不了關係，飲料業者賣給你的產品，要你付出的代價，可能比你錢包裡的零錢還要多上好幾倍。遺憾的是，即使你瞭解了這些產品的危險，想要戒掉這種習慣，可能也沒有你想的那麼簡單。事實上，飲料的成癮特性，就跟酒精和各種常見的毒品差不多，這一點在第六章中將會提到。除了這個障礙之外，飲料業者大規模鋪貨，讓人很難避開誘惑。你會在第七章中看到，不論其訴求是直接還是委婉，含糖飲料的廣告簡直無所不在，令人逃無可逃。幸好，《致命的飲料》來幫你了。

儘管喝汽水看似是一個幾乎不可能戒掉的習慣，還是有辦法擺脫它，答案就在第八章中。雖然戒掉飲料的第一步只能靠你自己，但是當社會開始宣導喝汽水及含糖飲料的危險，各級政府也以政策支持推廣健康飲食，你就比較不可能半途而廢了。如果大家都能一起努力，那麼戒掉軟性飲料的好處，就不會只有個人獨享，整體社會都能受益。為了你，也為了全世界的孩童，該是改變的時候了。

本書的目的，是揭發飲用汽水及含糖飲料的真正代價。接下來的內容，將揭露飲料公司賣給大眾的眾多飲料裡，含有多少驚人的事實。不論你是經常喝汽水，還是偶爾為之，《致命的飲料》會讓你在買汽水或任何含糖飲料前，都會再考慮一下。

第一章

體內平衡與化學作用

身體的各個系統必須處在體內平衡的狀態，才能保持健康。每次你吃下糖，這種微妙的平衡就會失常。身體失去平衡狀態，疾病很快就會入侵了。

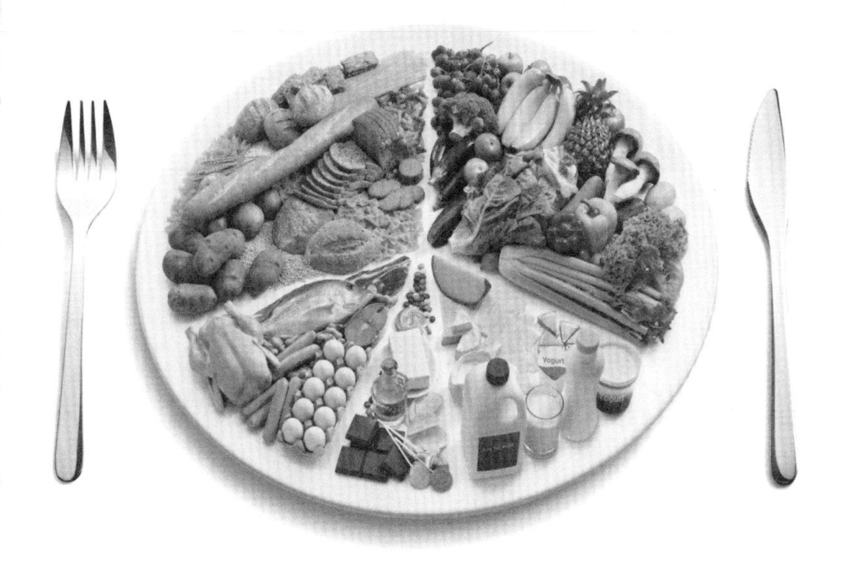

我對健康領域的研究，始於三十年前，因為當時我的身體一直很不好，醫生也束手無策。我感染過多次肺炎，也飽受各種過敏症狀所苦。最後我終於找到了佩吉（Melvin Page）、普萊斯（Weston Price）、波廷格（Francis Pottenger）及坎農（Walter B. Cannon）等人的作品，並從中瞭解到一個簡單事實的各種面相：打從我們開始跟石器時代的祖先吃不一樣的東西後，絕大多數的疾病，都是我們從飲食中給自己惹來的。

舊石器時代的人吃肉類、蔬菜、全穀、堅果、菇類及其他可食的菌類、完整水果，也只喝水。我們現在所知的糖，從來就不是每日攝取食物的一部分。隨著農耕的出現，這種飲食方式慢慢改變，但還不足以明顯改變人類生病的頻率。一直到近代的發展讓人類適應了高糖飲食，我們才將糖加入食用清單，到現在糖已經在我們的日常飲食習慣中，佔了一個驚人的重要位置。（見次頁「甜死人的統計數字」）。

甜死人的統計數字

不論它叫什麼名字，汽水、蘇打、蘇打汽水、軟性飲料、碳酸飲料、冷飲、精力飲料、運動飲料、果汁或果汁飲料，這些飲料，只要不是無糖的，就一定含有大量的糖，通常也含有咖啡因。如果這些飲料摻了糖，每一份食用份量是三百五十五毫升（很多飲料包裝都是這種容量），那很可能你吃一份就吃下了十茶匙或四十公克的糖。果汁飲料裡，真正果汁的含量頂多只有百分之五，所以也大約含有十茶匙的添加糖。即使是真正的果汁，包括新鮮蘋果汁、葡萄汁、柳橙汁，每瓶三百五十五毫升，也有約十茶匙的糖。對，那是天然產生的糖沒錯，可是它干擾人體化學系統的方式，就跟添加糖一模一樣。

二〇〇五年，美國人年平均飲用的果汁略多於三十公升，一般軟性飲料則接近一百三十三公升。我們來算算看，這樣總共是一百六十三公升頂多應該稱為糖水的飲料。也就是每人每年喝下大約三百七十九罐三百五十五毫升的汽水及八十七瓶三百五十五毫升的果汁。你看，這就等於每天至少喝掉一瓶含糖飲料。無糖汽水確實不含糖，但含有人工甜味劑；而每年每人喝掉的無糖汽水是一百七十一罐[1]。所以，我們每年要喝掉至少六百三十七罐的汽水或瓶裝果汁。而且請記得，這是平均數，你有可能喝得更多，不然你就不會看這本書了。

不過你也不應該光憑我說軟性飲料會慢慢害死你，就如此相信。二〇〇四年，美國小兒科學會建議「小兒科醫師應該努力將含糖飲料趕出校園」，並強烈要求所有小兒科醫師遵守。這些學會所屬的醫師認為，肥胖、缺乏全食物和牛奶中常見的營養素（例如鈣），以及蛀牙，是這項政策轉彎的主要原因。促成美國小兒科學會形成這項政策宣示的一些數據，包括孩童每天飲用一罐三百五十五毫升的汽水，會造成身體質量指數（BMI）增加〇．一八，肥胖風險增加六成。更具體地說，專家認為，這兩個數字之所以會增加，是食用了液態的糖能量所致。

恐怖的事情才剛開始而已。別忘了，光是美國本地所製造的含糖飲料，就有三千多種。其他還有水果飲料、精力飲料、運動飲料，更別提還有英文字尾是「-ade」的飲料，例如檸檬水，以及不含酒精的雞尾酒。我會在第四章簡單討論一下每一種主要的飲料類型。

身體的平衡機制

以我們現在吃的量來看，糖當然會引發身體出現各種問題。這是因為身體的各個系統必須處在體內平衡的狀態，才能保持健康。體內平衡（homeostasis）這個詞，是坎農博士所創，指的是人體維持平衡、保持最佳運作效率的過程。葡萄糖、血中尿素氮、尿酸、眾多礦物質以及其他因子，彼此和諧運作，確保你的健康。飲食中的糖會造成體內平衡系統出現我們不樂見的變化。雖然人體會盡最大的努力去調整，但是我們攝取的糖實在是太多了，它已經不知道該怎麼處理了。這個問題會很快影響到人體內的礦物質系統，造成礦物質失衡，有些會過剩，有些又不足。只要吃下少少兩茶匙的糖，然後去驗個血，就可以清楚呈現這種失衡狀態。

失常的身體

事實是，你體內的所有礦物質，必須和諧運作。第三十一頁的礦物質大輪呈現了人體內最重要的礦物質彼此間的相互關係。正如大輪的輪輻所顯現的，每一種礦物質都會促進或抑制另一種礦物質的活動。要讓這些過程正常發生，人體內的每種元素就必須維持足夠的量。每次你吃下糖，這種微妙的平衡就會失常，並破壞整體的體內平衡。身體失去平衡狀態，疾病很快就會入侵了。

糖導致的礦物質失衡，鈣質流失是一個很明顯的例子。讓我進一步解釋。糖會讓血液變成酸性，人體為了因應這種酸性，就會把鈣從骨骼裡抽出來，讓身體回復鹼性的平衡狀態。這個過程很快就會讓你血液中的鈣質過剩，於是血中的鈣質就排到尿液去，導致骨骼缺鈣，進而引發骨質疏鬆症。

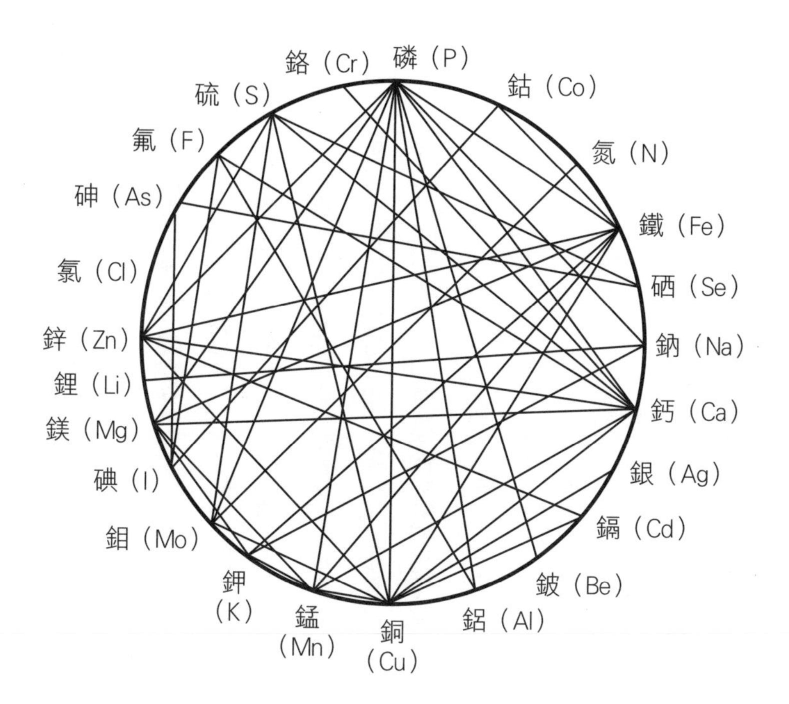

礦物質大輪

各礦物質彼此保持適當的關係，才能正常運作。

累壞免疫系統

人體缺乏礦物質，消化酵素就無法正常運作，當然食物也就無法完全消化。這種消化不完全的食物會產生無法使用的蛋白質分子及其他微粒，進入這種東西不該進入的血液中。免疫系統會把這類不完全消化的食物視為外來入侵者，就像細菌或病毒一樣，並積極將入侵者趕出體外。糟糕的是，人體的免疫系統原本並不是每天都要做這種事，所以它很快就會筋疲力盡。免疫系統未能正常運作，就等於打開大門，讓傳染性及退化性疾病趁虛而入。

結論

許多研究都認為糖——包括蔗糖、果糖、高果糖玉米糖漿——跟糖尿病、肥胖、心臟病、中風及癌症有關。不論是可口可樂、紅牛、開特力還是「高

C」，都一樣，攝取大量的液態糖而少了完整水果的纖維，會對血液產生嚴重衝擊，讓免疫系統受到抑制，最後導致疾病。我們會在第五章中討論這件事的後果。雖然避免飲用含糖飲料的主要原因是糖，但有時這些飲料也會把糖拿掉，用無熱量的甜味劑來取代。軟性飲料的製造商靠銷售無糖飲料賺了一大堆錢，這種飲料的熱量或許比一般飲料少，但對你也沒有比較好，這一點也會在第五章中提到。

不過在你認識這些致命飲料含有哪些潛在的有害成分之前，應該先上一堂簡單的歷史課，瞭解汽水如何發展成為今日這般龐大的產業。

第二章

回首來時路

任何一家販賣成癮物質、並讓那種物質越加容易取得的公司，永遠都不可能是你的朋友。

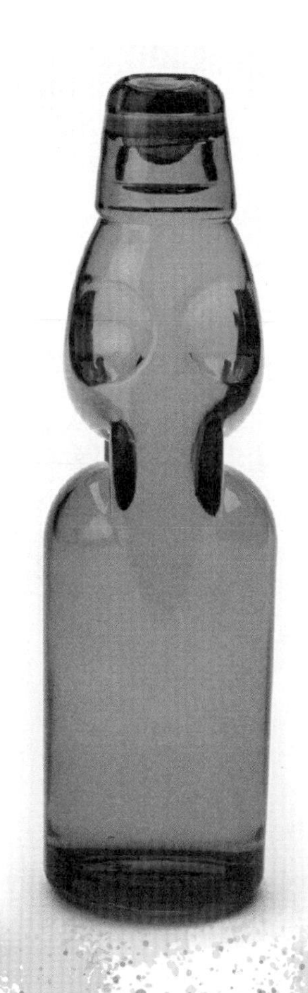

我在一九八六年寫《糖癮》（Lick the Sugar Habit）這本書時，美國人平均每年攝取六十四公斤的糖。汽水及其他含糖飲料佔這個數字的一半或一半以上，依據不同的人口類型而有些微差距。在肥胖比例迅速攀升的今日，我們真正想知道的是：可口可樂及百事可樂這些主要汽水大廠，初次瞭解他們的產品有害，是何時的事？他們是否一直在掩蓋這些事實？遺憾的是，答案很可能深埋在公司檔案中。我想，汽水產業從菸草產業的經驗中得知，不要把這種具殺傷力的檔案交給可能被惹惱的員工，因為這種人以後可能會出面爆料。

要知道這些文件針對汽水對健康有何影響（包括肥胖、糖尿病、癌症、心臟病，及第五章中會提到的許多疾病）是怎麼說的，另一個唯一的辦法就是訴訟。然而，要進入審判程序，原告必須先舉出足以提出訴訟的論點。經過多年政府贊助的研究證明抽菸與癌症有直接關連後，菸商終於不得不站在法庭上接受質疑。經過媒體一再宣導，改變了民眾的看法後，告密的人才拿著檔案出面，揭露種種菸業內幕，包括尼古丁提味劑、由自私自利的主管主導的大量廣告，以及把告發菸商這件事拖延數十年的政治獻金。

到目前為止，民眾並未完全接受汽水不是好東西的事實，部分是因為汽水大廠出資進行自己的研究，或許也影響了研究的結果。從來不曾有反對汽水（或其他含糖飲料）的巨大聲浪，讓個人或團體有正當理由對廠商提出訴訟，進而揭露廠商的內部文件。當然，也可能是因為飲料業跟菸業有點不一樣——讓人對產品上癮的是無知，而不是麻木不仁的推銷。但是從我的經驗來看，在約一百二十年的時間內成為市值數百億美元的企業，不可能那麼不清楚自家的核心產品。

正好相反，他們通常會嚴密保護跟產品有關的資料。舉例來說，可口可樂的原始配方，就像剛簽發的核子武器密碼一樣，同一時間只有兩位高層主管可能知道這個祕密配方，也因此，這兩位主管不得搭乘同一架班機，以免萬一墜機而失去祕方。要從你飲用軟性飲料的習慣中賺取大筆財富，當然要付出許多心力，你不覺得嗎？

儘管如此，此刻我們也只能猜測，飲料業知道了什麼內幕，又是何時知道的。不過，永遠都有一個誘人的可能性存在，那就是我們終有一天會瞭解，飲料業不是我們的朋友，不論他們捐了多少錢給慈善團體及學校。但是在我們想像未來之前，我們要先來上一點歷史課。

一個產業的誕生

我們是怎麼走到這裡的？是始於一七九八年，史上首度紀錄了碳酸水的使用？還是一八一九年，出現第一台取得專利的汽水機？我想，對大多數人來說，最方便的起點，應該是一八八六年，藥劑師約翰·彭伯頓（John Pemberton）發明了可口可樂（見第四十一頁，「汽水年表」）。不過彭伯頓當初發明的飲料，跟我們今天認識的可口可樂並不一樣。

他在發明了一種含有糖、可樂果萃取物（一種咖啡因來源）及古柯葉萃取物（古柯鹼）的糖漿後，健康就惡化了。他原先發明的這種混合物，其實是為了增進身體健康（請看這有多諷刺：一個發明「健康糖漿」的人，卻因為生病而必須把事業賣掉）。接下來可口可樂的早年發展，就交到另一位藥劑師威利斯·佛納伯（Willis Venable）手上。他把碳酸水加進配方中。

科學家發現，天然礦泉水之所以會有氣泡，是因為含有二氧化碳的關係。沒多久，就有人覺得礦泉水不只能拿來泡澡，應該也很適合拿來喝。由於這種水似乎有治療的效果，所以最初汽水是以汽水機的方式，放在藥房裡。為了讓飲料的口味更宜人，藥劑師決定在碳酸水中加入藥草，包括白樺樹皮、蒲公英、菝葜及水果萃取物。一段時間後，大家太喜歡喝這種氣泡水了，原本水中含的礦物質就變得不太重要了。汽水機很快在流行文化中佔有一席之地。沒多久，消費者就想把他們最愛的氣泡飲料帶回家，於是軟性飲料裝瓶產業就此應運而生。

佛納伯對可口可樂史的下一個貢獻，是明白他沒有能力好好銷售這個產品，於是就把公司賣給阿薩．錢德勒（Asa Chandler），這就是我們現在所知的飲料企業創始人。他自己生產糖漿，將裝瓶的部分授權出去，然後再大肆廣告，這種經營模式創造了鉅額的利潤以及等比級數的成長。到了一九〇四年，可口可樂以高達公司總收入四分之一的廣告預算，成了美國最知名的品牌。

汽水年表

一七六七年　英國神學家、自然哲學家、政治理論家約瑟夫・普利斯特里（Joseph Priestley）發明了碳酸水。

一七七〇年　瑞典化學家托爾貝恩・伯格曼（Torbern Bergman）發現了用白堊岩製造碳酸水的方法。

一七九八年　加入混合物中用來產生氣泡礦泉水的鈉鹽（Sodium salts），衍生出「蘇打水」（soda water）這個詞。

一八一〇年　大量生產人工礦泉水的過程，得到美國專利。

一八一九年　賓州人范尼史托克（Samuel Fahnestock）發明汽水機。

一八三五年　瓶裝蘇打水開始在美國販售。

一八五一年　愛爾蘭的湯瑪斯・坎特雷爾（Thomas Cantrell）博士發明薑汁汽水。

一八七一年　美國第一個註冊商標，由「雷蒙超氣泡感薑汁汽水」（Lemon’s Superior Sparkling Ginger Ale）取得。

一八七四年　羅伯特．葛林（Robert M. Green）在費城發明冰淇淋汽水。

一八七六年　沙士開始大量生產，提供大眾消費。

一八八一年　市場上首度出現可樂口味的汽水。

一八八五年　德州韋科市的藥商查爾斯．艾德頓（Charles Alderton）創造了胡椒博士（Dr Pepper）。

一八八六年　喬治亞州亞特蘭大市的藥劑師約翰．彭伯頓發明了可口可樂，當作頭痛藥使用。

一八九二年　發明家威廉．潘特（William Painter）發明了瓶蓋，是第一個可以完全把二氧化碳保存在汽水中的瓶塞。

一八九五年　可口可樂公司發表第一張平面廣告，以女演員希爾達．克拉克（Hilda Clark）為第一位代言人。

一八九九年　一種用來製造玻璃瓶的吹玻璃機器取得專利，不出幾年，玻璃瓶產量從每天一千五百瓶增加到每天五萬七千瓶。

一九〇三年　用來治療消化不良（胃灼熱及胃痛）的百事可樂註冊為商標。

一九〇五年　仍當作補藥來銷售的可口可樂，將古柯鹼萃取物從飲料成分中去除。

一九一三年　運送飲料的車輛，從馬車進化到使用汽油的貨車。

一九一四—一九一八年　第一次世界大戰期間，糖限額配給，飲料生產因而減緩。

一九一六年　「白色城堡」成為美國第一家速食連鎖店，引爆了一九四〇至一九五〇年代速食餐廳的蓬勃發展。這些餐廳成為飲料業的搖錢樹。

一九二〇年　禁酒令啟動，成為飲料的一大推手。也是大約這段時期，自動販賣機開始販賣杯裝汽水。

一九二三年　稱為「家庭號」（Hom-Paks）的六瓶裝硬紙盒出現，讓消費者將飲料帶回家。

一九二九年　聖路易的查爾斯・利珀・葛利格（Charles Leiper Grigg）發明了一種檸檬口味的飲料，稱為 Bib-Label Lithiated Lemon-Lime Soda。後來改名為「七喜」。

一九三三年　禁酒時期結束，無酒精飲料又不如酒精飲料受歡迎了。混合雞尾酒（一般飲料加入酒精）也在此時興起。

一九三九年　百事可樂開始以每瓶三百五十五毫升的容量販賣，它的競爭對手則偏好一百七十五毫升及二百三十五毫升。

一九四〇—一九四五年　第二次世界大戰期間，軟性飲料免費提供士兵飲用（真是讓一堆軍人喝上癮的好辦法）。

一九五二年　克許飲料公司（Kirsch Beverages）推出第一種無糖飲料，稱為「無卡」。

一九六三年　無糖可樂纖度瑞拉（Slenderella）首度使用鋁罐包裝。

一九六五年　自動販賣機開始提供鋁罐飲料，並迅速席捲市場。

一九七〇年　軟性飲料開始以塑膠瓶裝出售。

一九七七年　美國大幅度增加進口糖的成本。為了尋找較便宜的甜味劑，汽水廠商開始使用高果糖玉米糖漿。

一九七九年　可口可樂公司在美國部分地區推出「Mello Yello」汽水，跟百事公司的「山露」（Mountain Dew）打對台。該公司打算將它推廣到全美各地。

二〇〇三年　加州成為第一個禁止在國中小學販賣汽水的州。

二〇〇六年　美國幾個飲料大廠同意在公立學校內限制販售汽水。

二〇〇九年　紐約市健康局推出大量廣告，以「你在灌肥自己嗎？」（Pouring on the Pounds）為主題，對汽水及其他含糖飲料的危險提出警告。

可樂戰爭

可口可樂的商標及標誌，一直是全世界辨識度最高的形象，跟耶穌、貓王及超人並駕齊驅。該公司的行銷推廣預算大幅增加到每年超過三十億美元。不過，應該說一下，該公司目前已經沒有將四分之一的盈餘用在廣告上了，現在這筆費用接近一成。或許他們不用花這麼多錢打廣告，是因為他們的產品已經深植在美國社會中。不過行銷將永遠會是可口可樂最重要的企業策略，尤其是他們最大的對手一直緊追在後。

百事是第二家投入可樂及汽水市場的飲料大廠，始於一八九八年。這家由卡列伯．布萊德罕（Caleb Bradham）創辦的公司，一路顛簸，在一九三一年以前就宣告破產兩次。百事後來重整旗鼓，也像可口可樂公司一樣擴展到海外去，但多年來一直位於競爭者的陰影下。第二次世界大戰又突顯出兩家公司的差異，因為可口可樂公司取得免費提供飲料給美國軍方的合約，也同時得到豁免，不受美國政府於一九四二年施行的糖限額供應的限制。百事沒有合約的保護，只能勉強撐住，局限在國內市場販售，直到戰爭結束。

此時，在戰爭期間讓軍人免費喝可口可樂的作法，等於是創造了一個龐大的消費群，讓百事公司花上數十年的時間都難以撼動。一九六〇年代，百事藉由取得非可樂品牌，例如山露、Mug 沙士及其他目前該公司的主力商品，開始追趕雙方在市場佔有率上的差距。接著百事還擴展到速食餐廳，在塔可鐘、肯德基及必勝客裡設立專用販售點，直到這些速食連鎖店在一九九七年被賣入另一家公司。百事當時還買了菲多利（Frito-Lay）公司。這間美國主要的零食製造商，目前仍為百事的旗下子公司。可口可樂公司或許在一九七〇年代控制了汽水市場，但百事的多角化經營，也讓自己留在市場上，等待再起的契機。這個契機，就是「百事挑戰」（Pepsi Challenge）。

在一九八〇年代，百事挑戰這個很可能有操弄嫌疑的口味測試活動，逆轉了可口可樂及百事長久以來的對立情勢。可口可樂突然必須站在守方，推出稍微沒那麼甜的可樂。看來百事是讓可口可樂公司措手不及了。可口可樂改變了配方，而他們當時的代言人「天才老爹」比爾．寇斯比（Bill Cosby），以同樣的自信推銷新可口可樂，就跟他推銷舊口味一樣。然而這項改變卻是一場災難。大約五年後，可口可樂公司宣布恢復使用舊配方，也就是現在稱為「經典可口可樂」的口味。市場調查發現，喜歡飲用可口可樂的人，並不希望它的口味太接近百事可樂。可口可樂的銷售量增加了，比爾．寇斯比也繼續告訴大家：「喝杯可樂，來個微笑」（have a Coke and a smile）。

結論

所以，可口可樂和百事這場廝殺，誰輸誰贏？其實雙方到現在都還沒有停火。我相信這兩隻戰場上最巨大的恐龍的經營方式，還有很多值得揭露的地方。若相關的企業文件有公開的一天，也許所有的問題也能得到解答。此時此刻，我能肯定告訴各位的是，很多這類飲料都會使人上癮，並引起嚴重的健康問題，可是卻隨手可得，連包裝容量也越來越大。重點是：任何一家販賣成癮物質、並讓那種物質越加容易取得的公司，永遠都不可能是你的朋友。

第三章

成分

你知道你最愛喝的飲料裡面有什麼東西嗎？

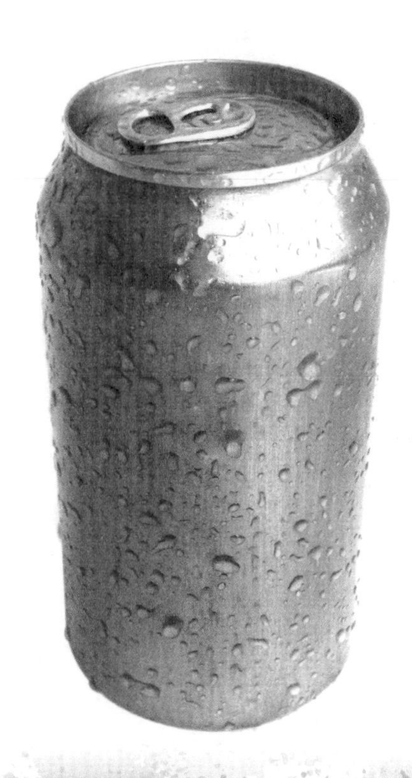

你知道你最愛喝的飲料裡面有什麼東西嗎？答案並不難，但是先有個基本知識，確實能幫助你解讀軟性飲料及其他含糖飲料的成分標示。基本上，軟性飲料的主要成分不外乎碳酸水、甜味劑、磷酸、人工及天然香料、咖啡因及防腐劑。不過這份清單也可以簡單分為碳酸水、甜味劑及化學物質就好。其他含糖飲料，例如運動飲料及精力飲料，通常也是類似的成分，只是再加上草本植物、維生素、礦物質等添加物，這應該是要讓這些飲料顯得有益健康吧。接下來這一章將會詳細說明這些常見成分，從天然及人工甜味劑到草藥及化學添加物。一旦對這些物質有更深的瞭解後，你可以自己選擇要不要繼續喝含有這些物質的產品。

常用的甜味劑

要讓飲料變成甜的，有很多方法。有些方法是天然的，有些是人工的，可是全都會對你的身體產生影響。下面這幾個，就是飲料廠商最常使用的甜味劑。

餐用砂糖（蔗糖）

從甜菜或甘蔗提煉出來的餐用砂糖，又稱為蔗糖，是最早用來加在全食物及加工食品中，作為甜味劑的主要一種糖，由兩個簡單糖類（又稱為單醣），即葡萄糖和果糖組合而成。這兩種簡單糖類以同樣的比例，經化學變化結合成蔗糖，會減緩它被身體吸收的速度，讓你的身體可以循序漸進把它們代謝掉。在胰島素的幫助下，葡萄糖最終可被全身各處代謝利用，而果糖只能由肝臟代謝。

高果糖玉米糖漿

從一九七〇年代開始，積極發展的飲料製造商就用高果糖玉米糖漿來取代蔗糖，因為玉米是本地作物，而甘蔗生長在熱帶及亞熱帶氣候，所以種植玉米比進口甘蔗還要便宜。不過高果糖玉米糖漿跟蔗糖對身體的影響真的不一樣嗎?研究顯示，不管是短期還是長期，高果糖玉米糖漿對身體的影響，確實跟蔗糖不一樣。

在一份研究中，在正常飲食中加入高果糖玉米糖漿的老鼠，其體重增加的幅度，明顯多於在正常飲食中添加蔗糖的老鼠，即使兩組攝取的熱量是一樣的[1]。此外，長期食用高果糖玉米糖漿，會導致體脂肪不正常增加，尤其是腹部。最後，高果糖玉米糖漿也會讓三酸甘油脂濃度增加。三酸甘油脂是一種存在於血液中的脂肪。普林斯頓大學教授巴特．侯貝（Bart Hoebel）指出，雖然有些人聲稱高果糖玉米糖漿跟體重增加的關係，跟其他甜味劑沒有兩樣，這項研究卻指出不一樣的結論。高果糖玉米糖漿比餐用砂糖甚至是高脂飲食，更容易引起肥胖。這也許跟高果糖玉米糖漿的化學結構有關。

餐用砂糖是一半葡萄糖加一半果糖組合而成的，高果糖玉米糖漿通常是由百分之四十二的葡萄糖加上百分之五十五的果糖，而剩下的百分之三，則是一種糖分子較大的高聚糖（higher saccharides）。此外，跟蔗糖的情況不一樣，高果糖玉米糖漿裡的果糖和葡萄糖，並沒有結合在一起，這會讓它快速代謝，增加身體的負擔。尤其高果糖玉米糖漿裡較高比例的果糖以及果糖的形式，被認為比餐用砂糖裡的果糖更容易引起健康問題。

雖然我們至今仍未完全瞭解高果糖玉米糖漿與餐用砂糖之間的差異，科學家相信多餘的果糖經過代謝，會產生脂肪，而多餘的蔗糖則會轉化成能量，或以「肝醣」的形式儲存。遺憾的是，打從一九七〇年代，開始有研究顯示糖和疾病之間的關係起，我們吃下的糖不僅整體數量一直增加，還在飲食中添加更多果糖。不過，就在這份研究出版後不久，百事公司生產的水果飲料思樂寶（Snapple），就把其中的甜味劑從高果糖玉米糖漿改回蔗糖。我認為這項改變很可能只是冰山一角，日後還會有更多飲料公司在產品中回復使用蔗糖。

麥芽糊精

麥芽糊精的外型跟蔗糖很像，但沒有蔗糖那麼甜，熱量也較低，所以很適合加在運動飲料中。它還能讓飲料增添一種獨特的滑順感。雖然也可以用稻米或馬鈴薯做成麥芽糊精，但它主要的原料是玉米。可惜的是，麥芽糊精比糖和高果糖玉米糖漿更容易讓胰島素和血糖值飆高，迅速讓你失去體內平衡，所以你的各個系統必須很辛苦工作，才能再度恢復平衡。離這種產品越遠越好。

結晶果糖

結晶果糖跟高果糖玉米糖漿一樣，都是用玉米提煉出來的，不過它的處理方式讓它的成分幾乎全是果糖。高果糖玉米糖漿的果糖含量是百分之五十五，而結晶果糖至少含有百分之九十八的純果糖。所以，基本上高果糖玉米糖漿的缺點，變成這種純度，當然後果也就更嚴重了。結晶果糖不是適合吃進身體的好東西。這項事實或許會讓飲料製造商又回復使用高果糖玉米糖漿，甚至是蔗糖，作為飲料中的甜味劑。

蜂蜜

蜂蜜是蜜蜂從植物花蜜中製造出來的濃稠、甜蜜的液體。大部分的蜂蜜含有約百分之二十的水、百分之四十的果糖、百分之三十的葡萄糖，以及百分之一的蔗糖。還剩下極小的比例，是其他糖類以及微量的酸、維生素、礦物質和酵素。不同地點產出的蜂蜜，在成分及味道上都有所不同，就看蜜蜂採集的，是哪一種開花植物的花蜜（蜜蜂可以從三百多種植物中採集花蜜）。最常見的三種花蜜來源是三葉草、橙花及鼠尾草。

楓糖漿

楓糖漿是由糖楓、紅楓及黑糖槭的樹汁熬煮出來的。熬煮的過程會讓水分蒸發，讓糖分濃縮。楓糖漿通常含有百分之三十三的水及百分之六十的蔗糖。剩下的則是少量的葡萄糖及果糖、微量的天然酸與礦物質，以及一些維生素B。

代糖

不論是低熱量或無熱量，天然或人工，代糖都是一種食物或飲料的添加物，試圖取代以糖做成的甜味劑。以下這些甜味劑都極具爭議性，贊成使用跟反對使用的意見都有。食品藥物管理局在核准阿斯巴甜、醋磺內酯鉀、糖精、蔗糖素及紐甜之前，看過一百多篇安全研究報告，藉以判斷這些東西對人體健康的影響。雖然有些研究結果顯示某些負面的效果跟這些產品有關，但還是有足夠正面的結果，讓食品藥物管理局核准普遍使用這些甜味劑。不過有很多專家都認為，許多提供正面結果的試驗，是有問題的。

根據已經發表的研究，這些甜味劑的副作用，包括偏頭痛患者的偏頭痛次數會增加[2]，也會導致慢性疼痛的纖維肌痛[3]。然而到目前為止，食品藥物管理局尚未找到這些物質會增加癌症風險或對人體造成其他危害的確切關連[4]。儘管有關單位信誓旦旦，不過仍有很多消費者團體和營養健康領域的專家，一直努力要揭發人工甜味劑所導致的健康問題。這類的資訊，雖然通常並未經過同行審查，但多半是這些專家從面對病人的第一手實務經驗中得來的（關於致力揭露人工甜味劑的團體，相關資訊請見第一九九頁的「相關資源」）。

我個人的看法是，人工甜味劑不是全食物，人體比較難處理這些甜味劑中的某些物質。身體必須更辛苦工作，才能將那些物質排出體外，或者轉化成身體可以利用的物質。我認為沒有理由將這些東西吃進我們的身體。

不論你對這件事的看法如何，目前已知的是，某些人比其他人更容易受到人工甜味劑的潛在負面效果影響。這些人包括糖尿病患者、孩童、育齡婦女、懷孕及哺乳婦女、低癲癇發作閾值的人，以及受偏頭痛所苦的人。

接下來是幾種最常見的代糖。除了簡單介紹這些產品外，並提供常見的品牌名稱。

醋磺內酯鉀（常見品牌：Sweet One、速耐 Sunett）

醋磺內酯鉀（Acesulfame Potassium、Acesulfame K、Ace K）是用乙醯乙酸（一種弱酸）加上鉀製造出來的，通常會跟阿斯巴甜或蔗糖素混合使用。後面這兩種都是用來降低餘味中的苦味，以產生類似真糖的味道。雖然食品藥物管理局並不認同，但有些人說這種產品可能致癌，有必要進一步研究。

阿斯巴甜（常見品牌：NutraSweet、Equal）

阿斯巴甜（Aspartame）含有甲醇（Methanol）與天冬胺酸（aspartic acid）及苯丙胺酸（phenylalanine）兩種氨基酸。這些成分並不會讓身體中毒，但是若在製造及運輸過程中、在商店貨架或你家櫥櫃上，或者在人體代謝過程中的任何一個環節分解了，這些東西就會變成有害物質。

舉例來說，甲醇會自行分解成甲醛。甲醛是毒素，會累積在人體細胞中，引起健康問題。苯丙胺酸儲存在較高溫的環境中，或者放置過久，就會變成環縮二氨酸（diketopiperazine），一種已知的致癌物質。對患有苯丙酮尿症（phenyl ketonuria, PKU）的人來說，這種化學物質就顯然對健康有害。苯丙酮尿症是一種人體無法適當代謝苯丙氨酸的遺傳性疾病。

雖然有無數的研究證實這種產品的安全，但研究的來源必須受到質疑。羅伯特．沃爾頓（Robert Walton）博士調查了一百六十六份跟阿斯巴甜有關的研究，發現其中有七十四份，背後金主是阿斯巴甜產業，這七十四份研究都說這種甜味劑是安全的。剩下九十二份研究，幾乎全都認為這種產品有重大健康隱憂。[5]

紐甜

紐甜（neotame）的化學成分雖然跟阿斯巴甜很類似，但它的結構差異很大，所以不會產生苯丙氨酸。它能迅速代謝，幾乎在人體內不留痕跡。雖然很多研究都證明人類攝取這種代糖是安全的，但因為它跟阿斯巴甜的相似性，還是讓許多評論家對它充滿疑慮，擔心這種添加物越來越普遍。

糖精（常見品牌：思維樂 Sweet'N Low）

糖精（Saccharin）原本是做為防腐劑使用，在兩次世界大戰期間，因為糖物料短缺才開始當作食物甜味劑。糖精不靠身體代謝，也不影響血糖值。雖然它的安全一度受到嚴格檢視，不過國家毒物研究計畫（National Toxicology Program, NTP）已經在一九九七年將糖精從潛在致癌物質的名單上除名了。然而還是有許多研究人員及消費者組織認為，針對這種人工甜味劑所做的長期研究仍然不夠。

注意標示！

「無糖」、「天然甜味」、「完全天然」、「無添加糖」。這些都是坊間許多食品及飲料上常見的用語。可是這些字眼真正的意思是什麼？

標示這麼寫：	意思是：
無糖 （No sugar/Sugar free）	產品中不含任何天然甜味劑，例如蔗糖（餐用砂糖）、高果糖玉米糖漿、蜂蜜或楓糖。可能含有糖醇或人工甜味劑。
無添加糖 （No added sugar）	製造過程中未添加額外的天然甜味劑。但是在製造之前，產品原料可能已含有糖，例如果汁中的果糖。同樣地，也可能添加了糖醇或人工甜味劑。
天然甜味／完全天然 （Naturally sweetened / All natural）	產品不含任何人工成分。可能含有天然甜味劑，如蔗糖（餐用砂糖）、高果糖玉米糖漿、蜂蜜或楓糖。也可能含有糖醇。

蔗糖素（常見品牌：Splenda）

蔗糖素的英文名「sucralose」會讓人誤會。「-ose」這個字尾，都用在天然甜味劑的名稱上，例如果糖（fructose）、葡萄糖（glucose）、蔗糖（sucrose）。又因為蔗糖素的名字非常接近蔗糖（餐用砂糖），所以很容易讓人混淆。

製造蔗糖素要用到糖，但這兩者是很不一樣的物質。製造蔗糖素的過程中，會以化學方式用氯原子來取代糖分子中的氫氧原子群。蔗糖素進入腸胃後，身體不會把它當作食物，所以它沒有熱量。不過，我們常見的 Splenda 牌小包裝蔗糖素，其實裡面混合了大量的右旋糖（葡萄糖）或麥芽糊精，讓它的外表和味道都更接近餐用砂糖，當然也因此增加了一點熱量。

甜菊糖（或稱甜菊 Stevia、甜葉 Sweet Leaf、蜜葉 Honey Leaf，常見品牌：Only Sweet、PureVia）

甜菊糖是從甜菊葉萃取出來的天然代糖，自從食品藥物管理局在二〇〇八年核准將它列為甜味劑後，就越來越普遍。雖然甜菊萃取物的甜度可以比一般的糖多三百倍，卻對血糖完全沒有影響。此外，也不曾有醫學期刊報導使用甜菊糖會引起嚴重副作用、過敏，或造成身體或心理上的傷害。糖尿病患者、苯丙酮尿症患者及想要減重的人，食用甜菊糖都很安全。[6]

雖然甜菊似乎沒有什麼不好，但它終究是甜的（一如所有代糖）。如果你已經對糖上癮了，這種甜味就會讓你的糖癮持續存在，想要吃更多甜食和含糖飲料，有時甚至不管是什麼，只要是甜的都好。我不相信使用甜菊糖或任何其他類型的甜味劑是好事。使用其他種類的甜味劑，只會讓戒糖任務更加辛苦。甜味劑只會延長而不會終結你的糖癮。

糖醇

常見的糖醇（sugar alcohol）包括山梨醇（sorbitol）、木糖醇（xylitol）、麥芽糖醇（maltitol）、赤藻糖醇（erythritol）及甘露醇（mannitol）。天然的糖醇是從一些水果及蔬菜的纖維中萃取出來的。不過這種萃取方式無法應用在商業上，所以現在的糖醇，都是在葡萄糖、果糖及麥芽糖等單糖中添加氫而製造出來的。糖醇的化學結構部分是糖，部分是醇，不過嚴格來說，它們不是糖，也不是醇。這種甜味劑的熱量大約是餐用砂糖的一半，不會引發胰島素反應。然而糖醇無法由小腸完全消化，這是主要的缺點。也因此，糖醇會在腸部發酵，在某些人身上容易引起腹瀉、腸躁症、脹氣、胃咕嚕叫等症狀。

其他添加物

除了甜味劑之外，軟性飲料及其他含糖飲料的廠商，還會在產品中使用許多其他添加物。不論是為了增加飲料中的含氣量、延長保存期限，或是為了調整顏色及味道，這些添加物都不只會提昇飲料的外觀和口味，也可能會影響你的健康。

磷酸

除了甜味劑之外，磷酸對健康的影響，或許是最嚴重的。飲料廠商在汽水中加入這種化學物質，讓它有一種強烈的氣味，並將二氧化碳保留在水中，等到打開瓶蓋才將氣體釋放出來。基本的高中科學課應該就能告訴你，磷酸會讓血液中的磷增加。記得我在第一章中提到保持礦物質平衡的重要性嗎？很好，你有專心。

攝取糖通常會讓磷的數量降低，讓鈣的數量增加，破壞兩者間適當的比例。人體內有了較多的鈣與較少的磷，會導致一堆鈣無所事事。多餘的鈣就會變成斑塊，對牙齒、眼睛、血管造成負面的影響。那麼增加磷來因應攝取糖所引發的正常現象，似乎是合理的作法。可是就算喝下一罐可樂確實可以對付你吃下的那塊巧克力蛋糕，但也別忘了，得到磷的同時，你還吃進了糖、咖啡因及其他化學物質，這些東西都會以各自的方式抑制免疫系統。此外，血液中含有太多的磷，也會對健康產生類似的影響。磷酸是很不好的化學物質。它會增加血液中的磷，改變身體的酸鹼值。如果你認為電池酸液濺到皮膚上是很嚴重的事，那麼體內有過多的磷酸，效果也是一樣的。在這種高酸性的環境中，大多數的免疫系統是會直接罷工的。身體會把鈉、鉀、鎂、鈣統統召來，讓身體回到微鹼的狀態，也就是所謂的體內平衡。也因此，汽水中的磷酸有可能造成所有礦物質都短缺。礦物質不足可能導致的疾病，包括結腸炎、關節炎、腎結石、動脈硬化及消化不良等，第五章中將進一步討論。很多非酒精飲料都含有磷酸，而果汁中則含有天然酸，也可能會有類似的效果。

咖啡因

咖啡因是一種具有輕微成癮特性的興奮劑。不論其來源是可樂果及咖啡豆的天然濃縮物，還是特意加入以增加風味，咖啡因永遠會讓你想要更多。一旦上癮，就很難戒除。咖啡因使用過量，會導致心悸、焦慮及失眠，這些還只是少部分可能的副作用而已。要瞭解市面上常見的飲料中含有多少咖啡因，請見次頁圖表「咖啡因含量」。

咖啡因含量

下表是一些美國市場上暢銷的品牌飲料、咖啡及茶飲中的咖啡因含量。產品依咖啡因含量從少到多排序。

品牌名稱	容量	咖啡因含量
纖芙琳（Slim-Fast）巧克力口味	三百五十五毫升	二〇毫克
A & W 奶油汽水	三百五十五毫升	二九毫克
思樂寶風味茶	三百五十五毫升	三一・五毫克
經典可口可樂	三百五十五毫升	三四毫克
健怡百事可樂	三百五十五毫升	三六毫克
百事可樂	三百五十五毫升	三七・五毫克
胡椒博士（Dr Pepper）	三百五十五毫升	四一毫克
健怡胡椒博士（Diet Dr Pepper）	三百五十五毫升	四一毫克

皇冠可樂（RC Cola）	三百五十五毫升	四三毫克
健怡可口可樂	三百五十五毫升	四五・六毫克
Tab 無糖可樂	三百五十五毫升	四六・八毫克
山露汽水	三百五十五毫升	五五毫克
山露無糖汽水	三百五十五毫升	五五毫克
一卡百事可樂（Pepsi One）	三百五十五毫升	五五・五毫克
Jolt 可樂	三百五十五毫升	七一・二毫克
Full Throttle Fury 精力飲料	二百三十七毫升	七二毫克
Hype Energy Drink	二百三十七毫升	七七毫克
紅牛（Red Bull）	二百四十二毫升	八〇毫克
Spike Shooter 提神飲料	二百四十八毫升	三〇〇毫克

瓜拉那

瓜拉那（guarana）生長在亞馬遜雨林裡，它種子裡的咖啡因含量大約是咖啡豆的兩倍。許多南美品牌的汽水中都含有這種成分，北美也逐漸將它使用在精力飲料及茶飲中。這種特殊成分的風險尚不可知，因為食品藥物管理局尚未評估過它的安全性、效用或純度。跟瓜拉那有關的副作用都是咖啡因已知的副作用，但是該物質本身並未經過充分研究。

馬黛茶

跟瓜拉那一樣，馬黛茶（yerba maté，又稱烏拉圭茶、烏拉圭冬青）也是含有咖啡因的南美原生植物。雖然很多人推崇它有益健康，但也有人提出證據，說它可能致癌。由於含有咖啡因，它的副作用包括心率失常、睡眠障礙及焦躁。因此，服用興奮劑作為藥物的人，例如服用麻黃素作為氣喘用藥或減肥藥者，應避免食用馬黛茶。

二氧化碳

碳酸水——又稱為蘇打、蘇打水、汽水、氣泡水——就是將二氧化碳氣體溶解在一般的水（很可能是拿公共水源過濾而來的）中。將水碳酸化，就是軟性飲料的主要成分，而你打開飲料包裝會聽到「啵」一聲，就是這種氣體釋放的聲音。

不過，除了水中的氣泡之外，將二氧化碳溶入水中，也會形成碳酸。除了磷酸，汽水中的碳酸也會增加飲料的酸性，防止霉菌、酵母菌及乳酸菌的生長。若以酸鹼值來評估，〇代表完全酸性的溶液，七代表中性溶液，十四代表完全鹼性的溶液，則大部分軟性飲料的酸鹼值都落在三和四的酸性範圍內。糟糕的是，這種高酸會損耗骨骼內的鈣，因為人體會自動釋放鈣，以幫助身體回復酸鹼平衡的狀態。

焦糖色素

焦糖色素聽起來似乎無害，但這種用來讓可樂的外表更討喜的東西，其實很值得更進一步檢視。這種特別的焦糖色素是用糖與亞硫酸銨互相反應做出來的，實務上稱為「焦糖四號」，成為受到國家管制的四種焦糖色素中的第四號。製造焦糖四號的過程會產生二－甲基咪唑（2-methylimidazole）以及四－甲基咪唑（4-methylimidazole），這兩種物質在實驗室的老鼠身上，都證實會引發肺、肝及甲狀腺的腫瘤[7]。此外，加州政府也已將四－甲基咪唑列入已知致癌物質清單中。

一項加州大學戴維斯分校所做的研究顯示，某些可樂中含有的四－甲基咪唑，遠高於容許值。除非政府禁止以這種方式來製作焦糖色素，否則就應該硬性要求可口可樂及百事可樂等公司在可樂上加註警語[8]。現在食品工業技術這麼進步，要找到另一種色素來源，應該不是什麼難事。

檸檬酸

在柑橘類水果及莓果中自然產生的檸檬酸，會被加入水果口味的軟性飲料中，增加飲料的味道。也做為防腐劑使用。

檸檬酸鈉

檸檬酸鈉常連同檸檬酸一起使用，以調節汽水的酸度。它還能讓脂肪或能溶於油脂的化合物在液體中乳化。由於它又鹹又酸，所以又稱為「酸鹽」。

抗壞血酸

抗壞血酸（ascorbic acid）是一種維生素C，不只能恢復部分飲料在製造過程中損失的營養價值，也能當作抗氧化劑，有助於改善飲料的色澤與味道，常用在果汁飲料中。不過，如果加在苯甲酸鈉這種防腐劑中，抗壞血酸就可能有害。這種組合會因為溫度和光線的變化，在產品中產生一種稱為「苯」的致癌物質（更多資訊請見下文的「苯甲酸鈉」）。

香料

當然，軟性飲料很重要的一環，就是香料。大多數的汽水廠商都會將數種香料調在一起，創造出獨特的口味。除了人工香料外，軟性飲料也使用由天然調味料、草本植物及油脂等天然香料。水果口味的軟性飲料，例如柳橙或檸檬，也常常含有天然水果萃取物。其他如沙士或薑汁汽水等飲料，則含有用植物根部做成的香料。

苯甲酸鈉

苯甲酸鈉是一種防腐劑，飲料廠商用來防止霉菌或細菌等有機物在產品中滋生。正如在「抗壞血酸」一節中提到的，苯甲酸鈉是一種極具爭議性的原料。爭議之處在於，抗壞血酸與苯甲酸鈉結合時，遇到高溫，就會產生苯這種致癌化合物。雖然食品藥物管理局限制了苯甲酸在產品中的含量，但很多貨架上的汽水都曾被發現含量超過規定。有趣的是，獨立實驗室的檢驗，曾發現許多知名品牌飲料的苯含量，都超過國家容許的限制。

我確信你的身體裡不應該有一丁點的苯甲酸或苯。雖然醫學研究的數據認為飲料中的苯甲酸含量，不會對人體健康造成威脅，但我不相信這種說法。如果你一天喝三、四瓶飲料，那又會如何？

銀杏

銀杏是一種植物，傳統上使用在東方草藥及烹調中，它的萃取物常被加在精力飲料中。銀杏據說有很多好處，例如增強記憶力及專注力，但並非完全沒有潛在副作用。這些副作用包括噁心、頭暈心悸以及出血風險增加。因此，服用血液稀釋劑的人或懷孕婦女，未經醫師指示不應該服用銀杏。

人參

人參跟銀杏一樣，是亞洲各地使用多年的藥材成分，也跟銀杏一樣，很少有相關的醫學研究。據說它能刺激腦力、降低心理疲勞，但也跟頭痛、噁心及失眠等副作用有關。

雙酚A

嚴格說來，雙酚A並不是食品添加物，但可能會在軟性飲料、運動飲料、精力飲料等任何以塑膠包裝的的飲料中發現。雙酚A是用來製造聚碳酸酯塑膠

（PC塑膠，polycarbonate plastics）以及環氧樹脂（EP，epoxy resins）的物質，最常用在飲料瓶、奶瓶及鋁罐內層，遇到高溫或酸性液體時，就會從容器中釋出。雙酚A累積在人體中，會破壞正常的荷爾蒙功能，引起健康問題。孩童對這種化學物質特別敏感，已經證實它對兒童成長會產生很多負面效果。雖然很多廠商都已經改用不含雙酚A的包裝，但實際上仍然很難完全避開這種化學物質。

結論

現在你已經更清楚汽水及其他含糖飲料的成分了，你確定你還想喝這些東西嗎？不容辯駁的事實是，上述成分還只是最常見的幾種而已。光是美國一地，就生產了三千多種飲料，這些產品所使用的成分多到無法在本章裡一一提及。除了天然與人工甜味劑的危險之外，長期使用其他添加物也可能導致健康問題。不管是從植物中萃取，或是在實驗室裡製造出來，這些物質往往缺乏對潛在副作用的長期研究。只因為它出現在飲料中，標示上也特別標榜它，並不表示那就是絕對安全的成分。

接下來這一章會討論市面上常見的各種含糖飲料，並針對每一種詳細舉例說明，包括你現在應該能夠辨讀的成分清單。我相信你越瞭解這些飲料，就會越不願意讓自己的身體去接觸這些東西。

第四章

軟性飲料及其他含糖飲料

就算這些飲品中確實含有維生素好了，也別傻傻地相信他們就是健康的。含糖飲料會破壞身體吸收這些重要營養素的能力。

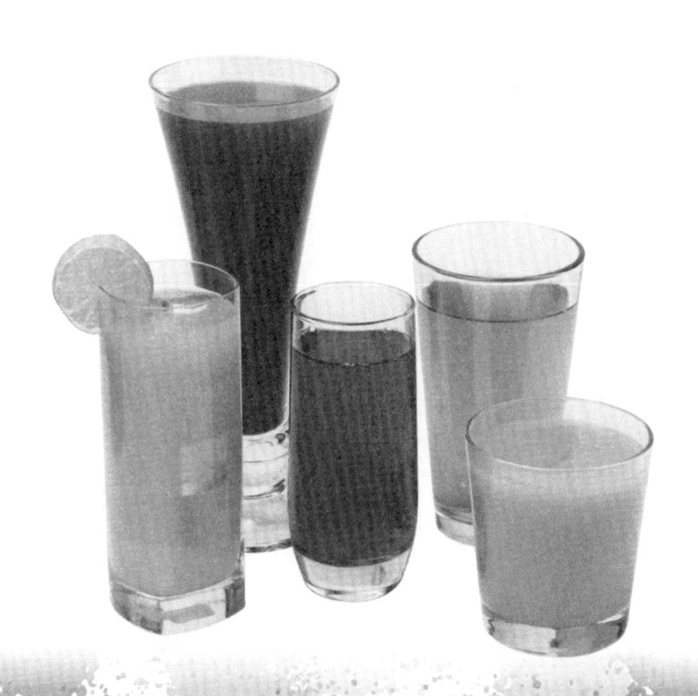

考你一下，下面這些飲品，哪一種對健康最不好：含糖的軟性飲料、無糖汽水、運動飲料、精力飲料、冰茶、果汁飲料、果汁、代餐？我承認，這個問題是個陷阱，因為這些飲料其實都會影響到健康身體的化學作用，產生會導致疾病的環境。

在本章中，我將簡短討論一下每一種類型的飲料，並舉一種產品為例，說明產品的成分及營養價值。記住，光是美國就有三千多種不含酒精的飲料，所以我提供的真的只是一個樣本而已。如果你在這幾頁裡發現你習慣喝的飲料，別擔心。仔細看一下它的產品標示，看一下它的成分，然後回到第三章的原料部分，瞭解你到底把什麼東西吃進身體裡。到時，你可以決定是不是真的還要喝那種東西。

軟性飲料

軟性飲料是一種甜的調味碳酸水，通常是用糖或高果糖玉米糖漿讓它變甜。無糖汽水跟一般汽水的差異，只在於前者不加糖及高果糖玉米糖漿，通常用某種低熱量或無熱量的人工甜味劑來取代。雖然市面上經常出現新的品牌，不過最常見的幾種人工甜味劑是阿斯巴甜（NutraSweet）、糖精（Sweet & Low）、蔗糖素（Splenda）、醋磺內酯鉀（Sunett）及甜菊（Truvia）。

可口可樂是全球辨識度最高的軟性飲料品牌，所以最適合拿來作一般汽水的例子；而它的對手，健怡百事可樂，則很適合用來說明無糖汽水的營養價值。

可口可樂

原料

碳酸水、高果糖玉米糖漿、焦糖色素、磷酸、天然香料、咖啡因

營養成分（五百九十毫升）

熱量：二百四十大卡　鈉：七十五毫克

碳水化合物：六十五公克　蛋白質：〇

糖：六十五公克 咖啡因：五十七毫克

總脂肪：○

健怡百事可樂

原料

碳酸水、焦糖色素、阿斯巴甜、磷酸、苯甲酸鉀、咖啡因、檸檬酸、天然香料

苯丙酮尿症患者不宜飲用（含苯丙氨酸）

營養成分（五百九十毫升）

熱量：○ 鈉：六十毫克

碳水化合物：○ 蛋白質：○

糖：○ 咖啡因：五十九毫克

總脂肪：○

運動飲料

跟精力飲料及加味水一樣，運動飲料也可以視為一種功能性飲品，因為除了解渴之外，它也有一個特定目的。運動飲料主要是給運動員喝的，這些人除了需要補充水分之外，還需要各種鹽分、礦物質及維生素，因為這些東西都會因大量流汗而從身體流失。這種飲料中也常含有大量的鈉及鉀鹽，這兩種東西因為對神經傳導很重要，因此稱為電解質。還有糖或高果糖玉米糖漿，是為了將鹽水變成略帶水果口味的甜飲而加入的。你將會發現，雖然這些產品的名稱可能跟水果有關，但通常並不含真正的果汁。

一想到運動飲料，美國消費者最常想到的品牌是開特力。以下舉一種開特力的暢銷口味為例。

開特力原創檸檬萊姆口味

原料

水、蔗糖漿、葡萄糖果糖漿、檸檬酸、天然檸檬及萊姆香料及其他天然香料、鹽、檸檬酸鈉、磷酸二氫鉀、酯膠、黃色色素五號

營養成分（九百四十六毫升）

熱量：二百大卡　鈉：四百四十毫克

碳水化合物：五十六公克　鉀：一百二十毫克

糖：五十六公克　蛋白質：○

總脂肪：○

精力飲料

咖啡需要花時間煮，汽水又不被認為是真正可以提神的飲料，於是出現了精力飲料，填補含咖啡因的咖啡以及含咖啡因的汽水之間的缺口，提昇你的精力，也就是以化學物質讓你保持長時間的清醒。這種飲料含有咖啡因，再加上其他據稱能提神的成分，例如牛磺酸、維生素B及藥草萃取物。（不過，我每次看到有精力飲料標榜以某種藥草作為主要成分，例如人參，我都很懷疑。因為實際上的產品標示總是將水、糖水及咖啡因列為前三種主要成分。）

可樂的咖啡因含量受到美國食品藥物管理局的規範，但精力飲料就不受這種規範限制。大部分的精力飲料，每二百三十五毫升含有大約八十毫克的咖啡因，有些還高達三百毫克。相較之下，同樣份量的茶只含有三十毫克的咖啡因，而咖啡中的咖啡因含量則是九十毫克。為了確保消費者的安全，含有大量刺激成分（尤其是咖啡因）的精力飲料，應該要標示警語才對[1]。此外，權責單位也應該規定這類產品所能容許的咖啡因上限。為了更瞭解這類產品，我們來看一下引領精力飲料風潮的紅牛。

紅牛

原料

碳酸水、蔗糖、葡萄糖、檸檬酸鈉、牛磺酸、葡萄糖醛酸內酯、咖啡因、肌醇、菸鹼醯胺、泛酸鈣、鹽酸吡哆醇、維生素B_{12}、人工香料及色素

營養成分（二百四十五毫升）

熱量：一百一十大卡
鈉：二百毫克
碳水化合物：二十八公克
蛋白質：〇
糖：二十七公克
咖啡因：八十毫克
總脂肪：〇

飲料含糖量比一比

以下表格列出幾項美國的熱門飲料，並換算成二百三十七毫升的食用份量，再將其中的含糖量加以排名。如你所見，這些東西的含糖量都很驚人。更令人不安的是，這些飲料以及其他大部分的飲料，都是裝在不只二百三十五毫升的瓶罐裡（見第八十八頁的「飲用前請三思！」）。

飲料（二百三十五毫升）	以茶匙計之大約含糖量（一茶匙＝四．二公克）
山露 糖：三十一公克	
百事可樂 糖：二十八公克	
可口可樂 糖：二十七公克	

SunnyD Tangy Original 糖：二十七公克	
紅牛精力飲料 糖：二十六公克	
AriZona 檸檬茶 糖：二十四公克	
純品康納柳橙原汁 糖：二十二公克	
思樂寶檸檬茶 糖：二十一公克	
開特力原創檸檬萊姆口味 糖：十四公克	
維他命水精華 （Vitamin Water Essential） 糖：十三公克	

飲用前請三思！

在第八十六頁的表格中，下列飲料是以每三百三十五毫升產品的含糖量來排序。遺憾的是，這些飲料實際販售時的包裝瓶罐，都大於三百三十五毫升。以下表格則呈現同一批產品在最常見的容器中的含糖量、熱量以及咖啡因濃度。

以常見容量包裝的飲料	以茶匙計之大約含糖量（一茶匙＝四．二公克）
山露 類型：軟性飲料 容量：五百九十毫升 熱量：二百九十大卡 咖啡因：九十一毫克 糖：七十七公克	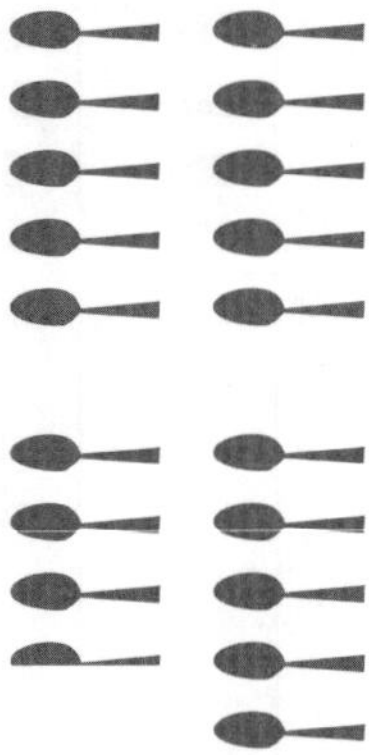

百事可樂

類型：軟性飲料

容量：**五百九十毫升**

熱量：二百五十大卡

咖啡因：六十三毫克

糖：六十九公克

可口可樂

類型：軟性飲料

容量：**五百九十毫升**

熱量：二百四十大卡

咖啡因：五十七毫克

糖：六十五公克

AriZona 檸檬茶

類型：冰茶

容量：**五百九十毫升**

熱量：二百二十五大卡

咖啡因：三十七·五毫克

糖：六十公克

思樂寶檸檬茶
類型：冰茶
容量：四百七十五毫升
熱量：一百六十大卡
咖啡因：四十二毫克
糖：四十二公克

SunnyD Tangy Original
類型：水果飲料
容量：四百七十五毫升
熱量：一百八十大卡
糖：四十公克

開特力原創檸檬水
類型：運動飲料
容量：五百九十毫升
熱量：一百三十大卡
糖：三十四公克

純品康納柳橙原汁	**維他命水精華**	**紅牛精力飲料**
類型：果汁 容量：**三百五十五**毫升 熱量：一百六十五大卡 糖：三十三公克	類型：加味水 容量：**五百九十**毫升 熱量：一百二十五大卡 糖：三十二．五公克	類型：精力飲料 容量：**二百四十五**毫升 熱量：一百一十大卡 咖啡因：八十毫克 糖：二十七公克

冰茶

「多酚」是一種普遍存在於茶中的抗氧化劑。抗氧化劑能保護細胞防止自由基的侵害。多酚也確實可以阻擋某些酵素的行動，不讓它們促進癌症生長[2]。不過如果你以為喝下那一瓶冰茶，可以喝進大量多酚，請三思。在美國化學學會第二四〇屆全國會議中發表的研究顯示，要喝二十瓶紅茶或綠茶，才能得到一杯鮮泡的紅茶或綠茶所含的多酚量。

除了純紅茶或綠茶的瓶裝產品外，你會很驚訝現在市面上有那麼多各種口味的紅茶及綠茶。這類產品多半會使用糖、高果糖玉米糖漿或代糖作為甜味劑。泰舒茶公司（Tazo Tea Company）的水蜜桃冰茶是主要的例子。這一點看似無害，但你若一次喝下一整瓶，也等於喝進一大堆糖了。

泰舒水蜜桃冰茶

原料

綠茶泡製、有機蔗糖、濃縮蘋果汁、天然水蜜桃香料、濃縮水蜜桃汁、薑汁、檸檬酸、濃縮接骨木汁

營養成分（四百毫升）

熱量：一百六十大卡　總脂肪：〇

碳水化合物：三十六公克　鈉：十五毫克

糖：三十五公克　蛋白質：〇

果汁

不論是從新鮮水果壓榨而成，從瓶罐中喝到，還是用濃縮果汁還原，真正

的果汁——不論你選擇哪個牌子——含有的糖及熱量永遠都一樣。要喝下一瓶二百三十五毫升的新鮮柳橙汁，得吃下至少四顆柳橙（依大小而定）才行，但通常你不太可能這麼做。不過，剝皮吃下一整個柳橙，遠比喝下一瓶柳橙汁好。因為果汁缺少許多完整水果中的重要消化元素，例如纖維，所以新鮮果汁會比水果更快增加你的血糖值。你選擇喝一瓶柳橙汁，可能是為了要方便攝取維生素C，但事實上果汁裡的高糖量會干擾維生素的代謝，減少維生素的效用。實際上，從下述資訊就能看出來，每天喝一瓶純品康納柳橙原汁，就跟喝一瓶汽水差不多。

純品康納柳橙原汁

原料

百分之百柳橙原汁

營養成分（二百四十五毫升）

熱量：一百一十大卡

鈣：每日攝取量的二%

碳水化合物：二十六公克
糖：二十二公克
總脂肪：〇
鈉：〇
鉀：四百五十毫克
蛋白質：二公克
硫胺素：每日攝取量的一〇%
核黃素：每日攝取量的四%
菸鹼酸：每日攝取量的四%
維生素B_6：每日攝取量的六%
葉酸：每日攝取量的十五%
鎂：每日攝取量的六%
維生素C：每日攝取量的一百二十%

果汁飲料

果汁飲料是用稀釋果汁做成的含糖飲料。水果飲料跟含有百分之百原汁的果汁不同，它含有較少比例的果汁（很多產品都只含百分之五的果汁），再加上甜味劑及其他添加物而成。舉例來說檸檬水、高C、Kool-Aid 都算是果汁飲料，因為它們只提供有限的真果汁，又額外加了糖。只要看一眼夏威夷潘趣紅果汁（Hawaiian Punch Fruit Juicy Red）的成分就知道，這種飲品中的真正果汁含量，是多麼有限了。此外，就算這些飲品中確實含有維生素好了，也別傻傻地相信它們就是健康的。如你所知，含糖飲料會破壞身體吸收這些重要營養素的能力。

夏威夷潘趣紅果汁

原料

水、高果糖玉米糖漿，並含有下列濃縮果汁百分之二或以下（鳳梨、柳橙、百香果、蘋果）、果泥（杏、木瓜、番石榴）、檸檬酸、天然及人工香料、果膠、阿拉伯樹膠、哥地膠、木松香甘油酯、六偏磷酸鈉、紅色色素四十號、藍色色素一號、鈉、苯甲酸鈉及山梨酸鉀（防腐劑）、抗壞血酸（維生素C）

營養成分（五百九十毫升）

熱量：三百大卡　　鈉：三百毫克

碳水化合物：七十五公克　蛋白質：〇

糖：七十公克　維生素C：每日攝取量的二五〇%

總脂肪：〇

加味水

加味水只是在水中加入維生素、礦物質、電解質、草本植物及其他可添加的物質而已。雖然水中可能有健康成分，但還是要仔細看一下標籤。在產品標示上，列在水後面的，通常是糖或另一種甜味劑，這會破壞這種飲料標榜的任何「強化」效果可能帶來的潛在利益。有些加味水產品甚至含有咖啡因。可口可樂公司生產的Glacéau 維他命水（Glacéau Vitamin Water），用「精力充沛」、「防護提升」及「活力再生」等名稱，標榜他們的產品是添加各種風味的健康飲品，其實只是糖水而已，卻是這類產品中極受歡迎的品牌。

GLACÉAU 維他命水精華

原料

逆滲透水、結晶果糖、蔗糖、低於〇・五%的檸檬酸、磷酸鉀（電解質）、天然香料、維生素C（抗壞血酸）、乳酸鈣（電解質）、阿拉伯樹膠、乳酸鎂（電解質）、維生素B_3（菸鹼酸）、松香甘油脂、維生素B_6（鹽酸吡哆醇）、維生素B_{12}、β—胡蘿蔔素、食用化製澱粉、山梨醇

營養成分（五百九十毫升）

熱量：一百二十五大卡
碳水化合物：三十二・五克
糖：三十二・五公克
總脂肪：〇
鈉：〇
鉀：一百七十五毫克

維生素A：每日攝取量的二五%
維生素B_3：每日攝取量的一〇〇%
維生素B_5：每日攝取量的一〇〇%
維生素B_6：每日攝取量的一〇〇%
維生素B_{12}：每日攝取量的一〇〇%
維生素C：每日攝取量的三〇〇%

蛋白質：○

維生素E：每日攝取量的二五%

鈣：每日攝取量的一○%

雞尾酒飲料

雞尾酒飲料口味多變，也會加入酒精做成混合飲料。由於這類混合飲料很少會不使用酒精，所以我不會在本書中著墨太多，不過我要說的是，這種飲品中往往含有大量的糖或高果糖玉米糖漿，所以飲用前要仔細閱讀標籤。正如以下資訊所揭露的，只要兩小匙的Rose紅石榴糖漿，雖然會讓調酒多了紅石榴的風味，但也加入了數量驚人的糖。

ROSE 紅石榴糖漿

原料

高果糖玉米糖漿、水、檸檬酸、天然及人工香料、檸檬酸鈉、苯甲酸鈉、紅色四十號，藍色一號

營養成分（二茶匙）

熱量：九十大卡　總脂肪：〇
碳水化合物：二十二公克　鈉：十毫克
糖：二十一公克　蛋白質：〇

成人代餐飲品

代餐飲品的目的，是促進體重增加，所以通常是給老年人或病人等需要維

持健康體重的人使用。在眾多代餐品牌中，安素絕對是最受歡迎的。但是你看一下安素營養奶昔（Ensure's Nutrition Shake）的標示，你可能會嚇到。前四種成分是水、玉米麥芽糊精、糖（蔗糖）及玉米糖漿。到底什麼是玉米麥芽糊精呢？

正如我們在第三章中解釋的，麥芽糊精是一種複合碳水化合物，用來增加飲料的甜度及滑順感。它讓廠商可以不用在飲料中加太多糖，但是嚐起來甜度不會減少。嚴格說來麥芽糊精並不是糖，所以廠商可以在含有麥芽糊精的飲品營養標示上標榜「無糖」或「低糖」。舉例來說，安素的標示上只寫含有十八公克的糖。可是不要被唬了，標示上還寫它含有四十一公克的碳水化合物，這包括它前面提到的十八公克糖，再加上二十三公克的麥芽糊精。或許這個數字還算合理，但事實是，麥芽糊精比高果糖玉米糖漿、蔗糖及葡萄糖更容易引起血糖上升。

安素不認為麥芽糊精是糖，但我認為是。在我看來，每二百三十五毫升的安素含有四十一公克的糖，那比同份量可口可樂的含糖量高出許多。或許安素確實含有許多維生素及礦物質，但產品中的糖也會破壞身體的化學作用，讓細胞無法適當吸收那些營養素。

安素營養奶昔

原料

水、玉米麥芽糊精、糖（蔗糖）、玉米糖漿、濃縮奶蛋白、可可粉（經鹼化處理）、大豆油、大豆分離蛋白、菜籽油、維生素、礦物質

營養成分（二百三十五毫升）

熱量：二百五十大卡
碳水化合物：四十一公克
糖：十八公克
總脂肪：六公克
鈉：二百毫克
鉀：四百二十毫克
蛋白質：九公克

兒童代餐飲品

除了成人代餐飲品之外，還有給兒童食用的代餐飲品。這些產品是為了提供必要的營養素，讓挑食而導致飲食不均衡的嬰幼兒能夠適當成長及發育。這類產品有各種口味，包括巧克力（我不太瞭解為什麼小孩子會需要巧克力飲料）。「小安素」就是一種極受歡迎的代餐品牌。跟安素一樣，小安素的前三種成分也很嚇人，那就是水、蔗糖及玉米麥芽糊精。標示上寫著二百三十五毫升的小安素含有二十三公克的糖及三十一公克的碳水化合物。除了糖以外，另一個可以被歸類為碳水化合物的成分，就是高升糖指數的麥芽糊精。也因此，因為我認為麥芽糊精就是糖，所以這種兒童飲品的糖含量，就是三十一公克。同樣的，這樣的含糖量也高於容量相同的可樂。我只是把事實告訴你而已，你可以有你自己的結論。但是別忘了，這種東西是要給孩童食用的。

小安素巧克力口味

原料

水、糖（蔗糖）、玉米麥芽糊精、濃縮奶蛋白、高油酸紅花油、大豆油、可可粉（經鹼化處理）、大豆分離蛋白、中鏈三酸甘油脂、維生素、礦物質

營養成分（二百三十五毫升）

熱量：二百四十大卡

碳水化合物：三十一公克

糖：二十三公克

蛋白質：七公克

總脂肪：九公克

鈉：九十毫克

鉀：三百一十毫克

結論

不論你選擇哪一種飲料，一定要注意每一份的份量。記住，這些紙盒裝、罐裝、瓶裝的飲料，容量從二百三十五毫升到二・六公升都有，有時甚至還更多。可是那些紙盒或瓶罐，通常並不是只有一份的份量。最典型的標示，一份是二百三十五毫升或三百五十五毫升。因此，不管是哪一種飲料，若你一次喝下一整盒或一整瓶，你攝取的糖、咖啡因及其他有問題的成分，就會是標示的兩倍甚至更多倍。傷害主要來自於糖及甜味劑，但某些添加物也一樣可怕。

現在你更加瞭解各種市面上常見的含糖飲料，接下來該討論跟飲用這些飲料有關的疾病了。

第五章

與現代流行病的關聯

飲料不能提供有益健康的營養，有的只是空洞的熱量而已。似乎它們的主要角色，就是破壞身體的化學作用，引發疾病。

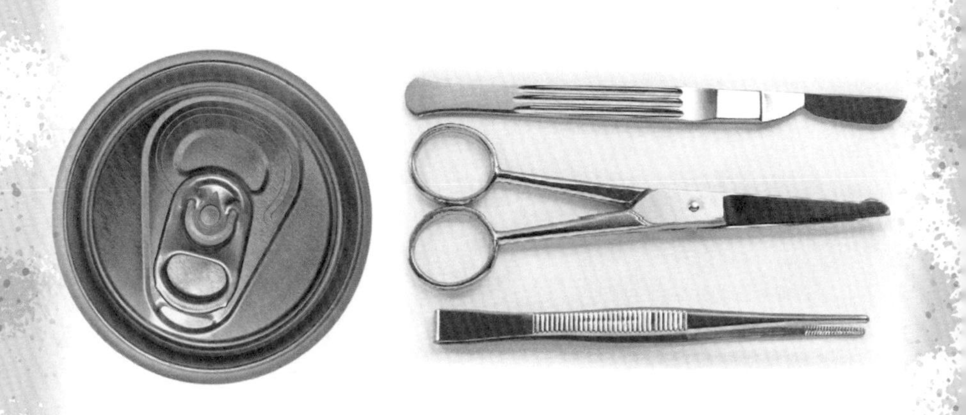

為了寫作這本書，我翻閱過無數期刊文章，結果連我都很震驚，竟然有這麼多各式各樣的飲料，跟疾病有關。此外，我真的找不到汽水或含糖飲料有任何補償性的營養價值。這些飲料不能提供有益健康的營養，有的只是空洞的熱量而已。似乎它們的主要角色，就是破壞身體的化學作用，引發疾病。本書的篇幅無法容許我細數所有汽水及其他含糖飲料中會引發疾病的成分，所以我會把重點放在這類產品中最致命的三種物質：糖（及代糖）、咖啡因與磷酸。這三種成分我們在第三章中都解釋過了。等你看完這許多跟汽水及其他含糖飲料有關的危險健康情況，我猜你應該會決定大量減少飲用這些東西，或將它們徹底趕出你的生活。

胃酸逆流及腸胃不適

軟性飲料中的磷酸及二氧化碳，跟一種叫做胃酸逆流的過程有關。胃酸逆流是消化液從胃部溢出來，進入食道，往往會讓胸部產生一股灼熱感。這種狀況通常稱為胃灼熱[1]。此外，目前已知果糖會引起消化不完全及產生氣體，引發打嗝、脹氣及腹痛。遺憾的是，大多數的人可能不知道這些問題都跟汽水有關，因為症狀可能在喝完汽水兩、三個鐘頭後才出現。[2]

氣喘及過敏

感覺呼吸困難？身邊不能沒有吸入器？很多食品添加物都會讓氣喘惡化，甚至正是當初引發氣喘的罪魁禍首。科學家發現軟性飲料中常用的防腐劑苯甲酸鈉，確實能造成氣喘發作[3]，並建議氣喘患者不要飲用汽水[4]。除了苯甲酸鈉外，糖也有可能引發氣喘發作。在一份以老鼠進行的研究中，飲用糖水造成呼吸道發炎的情況，是飲用純水的兩倍。糖似乎讓餵食糖水的老鼠更容易出現發炎反應。[5]

苯甲酸鈉的另一個問題，是會造成一種「全身型過敏反應」（anaphylaxis）。跟大多數的過敏反應不一樣，這種嚴重的過敏反應有可能會危及生命。通常是暴露在某種過敏原的當下就發作，症狀包括發癢、心悸、暈眩、吞嚥困難、呼吸困難。過敏反應最嚴重的案例，是會導致呼吸道完全閉合、休克及死亡。[6]

雖然已經有研究指出汽水的某些成分與某些過敏有關，我相信進一步的研究將會揭露更多過敏跟軟性飲料之間的關係。

癌症

研究人員早就建立了癌症和汽水中的糖之間的關連。一九二七年，奧托・瓦柏格（Otto Warburg）發表了一篇論文，解釋糖餵養腫瘤的方式，並稱此為一種發酵過程[7]。這篇論文也為他贏得一座諾貝爾獎。近年來醫生利用這個過程來偵測癌細胞，以控制放射性葡萄糖的方式來找到癌細胞的源頭。因為這些葡萄糖會自己去找到腫瘤，促進癌細胞生長，好讓癌細胞能在掃瞄下現蹤。[8]

在所有癌症中，似乎最多人去研究胰臟癌跟攝取糖及汽水的關連。或許這是因為糖尿病（這種疾病會影響人體代謝糖的功能）正是胰腺運作失常而引發的疾病，據此推論糖也可能導致同一個器官罹癌，應該是合理的推論。可是誰會得到糖尿病，誰會得到胰臟癌，又是誰會兩者皆得？這些問題的答案深藏在基因中。然而，只要避開汽水及其他含糖飲料，你就比較不需要擔心可能潛伏在基因裡的疾病。

瑞典有一項研究，找了八萬名男女來做一項跟食物有關的問卷，接下來七年持續追蹤這些人的健康狀態。結果證明，食用添加糖、軟性飲料、水果甜湯或燉水果，與胰臟癌有明顯的關係。事實上，雖然研究顯示糖有很高的風險會引發胰臟癌，但汽水的風險更高。這些研究結果認為，引發疾病的，不只是汽水裡的糖[9]。還有別的因素是我們尚未瞭解的。

不可否認，以軟性飲料及胰臟癌為主題的研究，都不太一樣，但也都認為汽水是導致癌症的禍因。舉例來說，有一份研究發現，糖對男性產生的致癌風險高於女性，而比起一般汽水，低卡的無糖汽水更容易誘發胰臟癌[10]。哈佛大學針對有糖尿病史的研究對象做了一項胰臟癌風險的研究，攝取大量含糖飲料的女性，似乎讓自己承受了比同樣情況的男性更高的胰臟癌風險[11]。此外，新加坡也有一項攝取汽水與果汁的健康研究，發現每星期飲用兩罐汽水，會提高男女的胰臟癌風險[12]。最後，洛杉磯的研究人員發現，胰臟癌病人的飯前血中果糖值明顯高於非癌症病人。[13]

至於其他疾病，研究也發現，飲食中含有汽水及其他型式的糖，會增加胃癌的風險[14]，而血糖值則跟卵巢癌的預後有關[15]。英格蘭有一份研究，研究人員認為直腸癌、卵巢癌及乳癌跟各種糖（包括蔗糖）的攝取量增加有關，這份研究也發現膳食纖維能降低直腸癌風險。[16]

你可以發現，與汽水及其他含糖飲料直接相關的癌症，似乎有越來越多的趨勢。尤其是胰臟癌、胃癌及直腸癌，似乎跟軟性飲料攝取量有明顯的關連，但肺癌或喉癌之類的癌症就沒有。但是不管癌症發生的主要原因為何，我都強烈認為，整體而言，汽水為這些疾病創造了一個適合滋長的環境。舉例來說，比利時有一份研究，結果顯示女孩在青春期的汽水攝取量，跟乳癌風險是正相關的[17]。汽水或許不會直接造成乳癌，但似乎確實會給它適當的環境，增加日後患病的機會。

心血管疾病

根據美國心臟學會針對膳食中的糖跟心臟病所做的一項報告，每日攝取的添加糖安全上限，女性是不超過一百卡，男性是不超過一百五十卡。這個數量換算成茶匙，則女性是六茶匙，男性是九茶匙[18,19]。讓人驚訝的是，若要不超出這個上限，必須將目前糖的平均攝取量減少七成才行。按照這項建議，同時不考慮飲食中其他的糖分來源，每天喝一罐含糖汽水，就足以讓你有患心臟病的風險，因為一罐易開罐容量的汽水，就有約十茶匙的糖了。

二〇〇二年，美國衛生及公眾服務部發起一項稱為「心事實」（The Heart Truth）的活動，以提昇女性對心臟病的警覺。可口可樂以跟這個單位一起行銷健怡可口可樂，表達對該活動的支持[20]。可口可樂公司及「心事實」都推廣無糖汽水是比一般汽水安全的選擇這個概念，並在網站等各種媒體上打廣告，連飛機上的紙巾都不放過。雖然「心事實」活動並未完全認可健怡可口可樂，但雙方的標誌都以顯著的方式同時出現。可口可樂這種廣告方式有點取巧，希

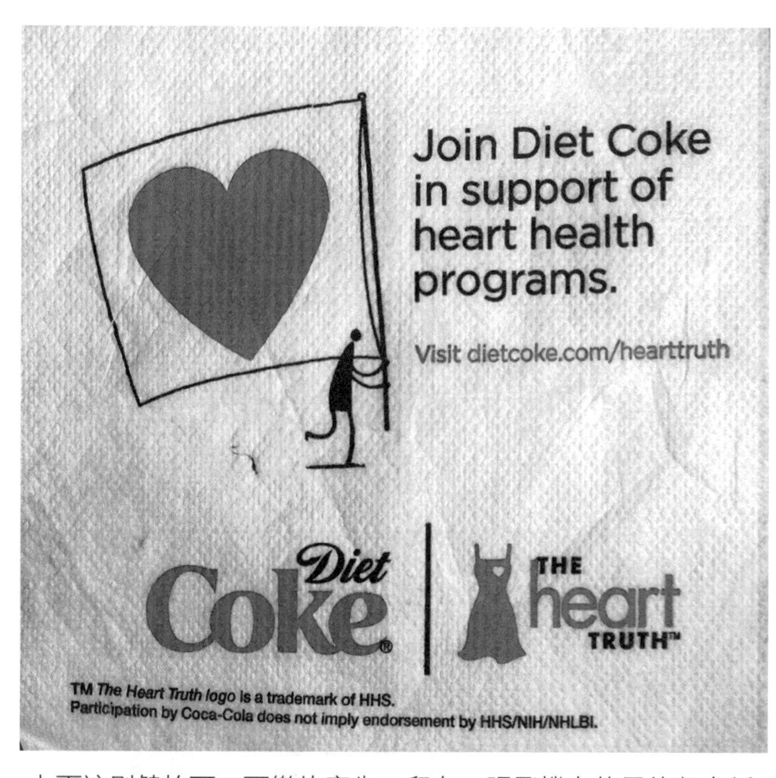

上面這則健怡可口可樂的廣告，印在一張飛機上使用的餐巾紙上，試圖將可樂與政府推廣的心臟病防治活動「心事實」連結在一起。這則廣告暗示健怡可口可樂是比一般汽水更健康的選擇。然而事實就寫在上面的印刷小字上。那兩行字表明協辦本活動的健康團體，並不為這個觀點背書。

望沒有人會去看廣告上面的小字。

可惜，一項追蹤了兩千五百名紐約人至少九年的研究，對無糖汽水就有不一樣的看法。美國腦中風學會（American Stroke Association）最近在洛杉磯舉辦了國際腦中風會議，根據會中發表的一份研究，每天飲用無糖汽水的人，發生心臟病發或中風等心血管意外的機率，比不喝軟性飲料的人高出百分之六十一。至於這些增加的風險，是因為無糖汽水中的某種成分，還是因為愛喝無糖汽水的人都有另一個共同點，則尚無定論。無論如何，這個資訊都值得注意，因為這是第一次有研究指出飲用無糖汽水可能增加中風及其他心血管問題的風險。不過，人工甜味劑倒是早就被發現跟其他健康併發症有關了，所以這些研究結果，並不會讓人太意外。

癲癇、心理健康、妥瑞症、頭痛

軟性飲料及類似的含糖飲料，會以驚人的方式影響你的腦部。已經有很多案例指出，有人在大量飲用紅牛之類的精力飲料後，出現輕微癲癇發作的症狀。而且，一旦當事人停止飲用這類飲料後，這些症狀似乎就不再發生了[21]。此外，一份挪威的研究發現，平均每天飲用四瓶汽水的青少年，會出現明顯的心理問題，包括焦慮、暈眩、無望感、悲傷、失眠及悶悶不樂[22]。最後，用來讓無糖飲料變甜的阿斯巴甜及蔗糖素，則會讓某些人頭痛。[23]

含咖啡因的軟性飲料也跟妥瑞症患者的抽搐次數增加有關[24]。事實上，有一名少年，自七歲起就開始出現抽搐症狀，卻在停止接觸所有咖啡因飲料及食物半年後，所有的妥瑞症症狀都不見了。可是只要他再度攝取咖啡因，同樣的症狀又會復發。類似的結果也出現在這位少年的堂弟身上。[25]

痛風

血液中的尿酸濃度提高時，往往會形成結晶，堆積在關節及肌腱上，造成反覆發炎，這種狀況就叫做痛風。痛風跟飲食習慣有關，例如果糖攝取過多。

包括軟性飲料、運動飲料及果汁等含糖飲料，都是常見的果糖來源，已證實會提高尿酸的濃度。研究認為每星期攝取五至六份的含糖飲料，會明顯增加罹患痛風的機率。研究也顯示，每天飲用至少兩份含糖飲料的男性，比起每週飲用少於一份含糖飲料的男性，得到痛風的機率高百分之八十五[26,27]。雖然痛風好發於年過四十的男性，但即使是青少年，尿酸質也可能因為含糖飲料而飆高。

高血壓

高血壓也是一個跟飲用汽水有關的代謝症候群。好幾份不同的研究都指出，咖啡因及高果糖玉米糖漿都會導致高血壓。而且，針對咖啡因所做的研究還顯示，一般汽水與無糖汽水，在這一點上並沒有差別[28]。這兩種飲料都會造成高血壓。讓人驚訝的是，針對高果糖玉米糖漿的研究甚至認為，甜味劑不是只會引發高血壓而已，事實上它跟所有代謝症候群都有關。[29]

低血鉀症

低血鉀症的定義是血中的含鉀量過低，通常會導致肌肉無力。研究人員認為這種狀況跟攝取過多可樂類的軟性飲料有關，主要是因為這類飲料中的葡萄糖、果糖及咖啡因。研究顯示，即使是經常飲用汽水及可樂的人，只要減少軟性飲料的攝取量，就可以改善低血鉀的症狀。[30]

代謝症候群

代謝症候群包括很多種健康狀況，這些狀況同時發生時，則預告糖尿病及心血管疾病即將找上門來。這些狀況通常包括腰圍增加、飯前血糖濃度升高、低密度脂蛋白膽固醇多、高密度脂蛋白膽固醇少、三酸甘油脂增加、血壓增加。麻煩的事實是，汽水跟這些代謝症候群的症狀全都有關。糖、咖啡因及磷酸除了聯手讓身體變成酸性，導致骨質流失及蛀牙外，這些成分到最後也會引發上述症狀的其中一種或更多。尤其，攝取軟性飲料已證實會直接增加中年人發生代謝症候群的風險。[31]

非酒精性脂肪肝

非酒精性的脂肪肝，是指肝臟所累積的脂肪，無法歸咎為喝酒的關係。研究人員發現汽水會增加罹患非酒精性脂肪肝的風險，不論是否出現代謝症候群的症狀。[32]

病態性肥胖

軟性飲料讓體重增加的方式有二。這類飲料不只會在飲食中增加有害的成分，還往往會排擠健康的食物，例如水果與蔬菜[33]。蔬果含有纖維，可以幫助身體不把糖轉換成脂肪。基本上，軟性飲料把糖放進你的身體，卻不含有任何有益的物質來減緩甜味劑的破壞效果。有一項探討青少年肥胖與速食餐廳之關連的研究顯示，比同儕喝更多汽水的人，吃下的蔬果也比較少，因此體重過重或病態性肥胖的可能性也更高[34]。此外，有一項研究以兩百名克里印第安民族的兒童為樣本，這些兒童的飲食主要是高能量但營養貧乏的食物，例如含糖飲料。研究發現，百分之六十四的受試兒童體重過重，或達到病態性肥胖的程度。再者，這些兒童有百分之九十八每天吃的蔬果不到五樣[35]。另一份研究指出，偶爾飲用汽水的成人，體重過重或肥胖的機率，比平常不喝汽水的人高百分之十五。而且，每天至少喝一罐汽水的成人，肥胖的機率則高出百分之二十七。[36]

一份以老鼠進行實驗的研究證明，飲料中的主要甜味劑高果糖玉米糖漿，明顯比蔗糖更容易導致肥胖[37]。研究人員引用實驗結果指出，果糖由肝臟代謝為脂肪，增加三酸甘油脂的濃度，導致胰島素抗性。此外，果糖還會壓抑瘦激素（leptin）。瘦激素是你的身體讓你知道它已經飽了的激素，少了它，就算不餓了，你還是會一直吃。也因此，高果糖的飲食不只會讓體重更容易增加，也會引發許多代謝症候群的症狀[38]。我們每個人都應該關切過去四十年來高果糖玉米糖漿的食用量大幅增加的現象。[39]

遺憾的是，人工甜味劑並不會降低肥胖或罹患代謝症候群其他層面的風險。事實上，在某些案例上，研究人員發現，人工甜味劑在促進脂肪儲存及刺激高血壓方面，風險甚至比一般的糖還要高[40]。最後，不論軟性飲料中添加的是人工甜味劑還是其他糖製品，都會導致體重增加，甚至是病態性肥胖。而你現在應該已經知道，研究人員已經充分證實肥胖和疾病的關係了。選擇不喝較健康的飲料（例如白開水）而喝含糖飲料，就是增加自己罹患糖尿病及心血管疾病的風險。[41]

生殖問題

丹麥做過一份研究，探討咖啡因攝取與精液品質之間的關係，結果發現從可樂中攝取大量的咖啡因，比從咖啡等其他來源攝取的等量咖啡因，更容易降低精液的品質。研究人員認為，雖然咖啡因確實對精液品質有負面影響，但汽水中的其他添加物似乎也會讓這種負面效果更加惡化[42]。我認為糖可能正是罪魁禍首。

還有另一份丹麥的研究，以懷孕婦女為對象，結果發現攝取含人工甜味劑的軟性飲料，會增加早產的風險。這份研究並未探討含糖軟性飲料與懷孕之間的關係[43]，但這並不表示懷孕婦女就適合喝含糖汽水。確實，懷孕婦女最好的作法是隨時保持身體處在體內平衡的狀態，這樣有助於確保順利產下健康的寶寶。因為糖會破壞體內平衡，所以我建議懷孕婦女避免喝軟性飲料及其他含糖飲料，不管是是天然還是人工。

蛀牙及骨質疏鬆

糖、咖啡因及磷酸都會腐蝕牙齒、軟化骨質。這三種成分剛好湊成一鍋巫婆湯，造成齲齒，也就是蛀牙，以及骨質流失，也就是骨質疏鬆症。雖然我把蛀牙及骨質流失歸於同一類，但汽水產業只承認他們的產品跟蛀牙有關，不承認跟骨質疏鬆有關。事實上，他們根本不承認汽水跟任何疾病有關。然而，蛀牙與骨質流失都是類似的過程，也就是牙齒與骨骼的堅硬結構因為礦物質流失而軟化，變得更容易損壞及腐朽。

攝取了軟性飲料中的糖、咖啡因及磷酸時，你就讓身體失去體內平衡，讓它的酸性超出原本應有的狀態。正如我們在第一章中討論到的，身體變成酸性時，會把鈣從骨骼中抽出來，好讓自己恢復平衡狀態。遺憾的是，等到身體完成這個程序後，也不能再把用剩的鈣質放回骨骼去，而是讓它堆積在身體裡，引起關節炎、牙菌斑、骨刺，或者經由尿液排出體外。

牙醫師認為飲用軟性飲料跟齲齒有關，已經有數十年了。一份在一九七四年完成、由政府出資的研究，證明了蛀牙與軟性飲料有直接的關連[44]。一九九四年時，這些研究結果除了再度得到證實，還進一步擴大，認為這些負面影響是會累積的[45]。事實上，軟性飲料一直跟蛀牙脫離不了關係。根據一項調查，飲用汽水的孩童發生蛀牙的比例，是飲用牛奶或純果汁的孩童的兩倍[46]。這可能是因為汽水對牙齒的攻擊是三重的。首先，它會讓你的身體變酸性，造成礦物質流失，就像上面提到的。其次，糖會改變唾液的化學成分，讓唾液失去原本的功能，不能把造成蛀牙的細菌沖走。第三，細菌吃糖，產生會腐蝕牙齒琺瑯質的酸，而琺瑯質已經因為礦物質流失而變弱了，更難抵禦酸的攻擊。由此可見，糖是蛀牙的主要因素，而咖啡因及磷酸，則會加速破壞的過程。

不管汽水廠商希望你相信什麼，汽水不只會腐蝕你的牙齒，還會軟化你的骨骼。研究已經證實飲用汽水會提高病態性肥胖的風險、減少鈣質含量、增加尿鈣排泄，這些都會提高日後發生骨質疏鬆的機率[47]。可樂也跟婦女骨中礦物質密度降低有關[48]。有一份研究證實咖啡因及磷酸會限制鈣的吸收。雖然這項研究並未考慮糖對骨質流失的影響，但結果卻不言而喻。大量飲用一般可樂（含有咖啡因、磷酸及糖）的受試者，骨質流失的情況增加了，而飲用無糖可樂（咖啡因、磷酸及人工甜味劑）的受試者受到的損害則稍微小一點。你應該猜想得到，那些完全不喝可樂的人，骨質流失的程度是最少的。

我們還要特別擔心經常飲用可樂的青春期少女，因為一些研究認為，這類少女骨折的頻率，是不喝飲料的少女的五倍。科學家認為，在骨骼成長的關鍵時期（例如青春期）飲用可樂，會讓問題更加嚴重[49]。牙齒和骨骼是人體最堅硬的組織。若糖會破壞牙齒，削弱骨骼，那你不妨想像一下，它又會對腎、肝、心臟等身體軟組織造成何種損害。

雖然這本書談的主要是軟性飲料的危險，不過說到骨質流失，咖啡也是罪魁禍首。在很多跟咖啡攝取過量有關的研究中，咖啡因都被具體列為骨質疏鬆的肇因。事實上，長期每天飲用兩杯咖啡，會明顯降低婦女骨骼中的整體礦物質密度。[50]

第二型糖尿病

第二型糖尿病基本上是身體無法代謝糖的疾病。不同於身體無法製造足夠胰島素的第一型糖尿病，這種病是在細胞對胰島素產生抗性時發病。這兩種狀況都可能因為長期攝取太多糖而發生。如你所知，在一般的飲食中，軟性飲料是糖最大的來源之一。然而，雖然糖是汽水中跟糖尿病關係最密切的成分，卻不是唯一會導致糖尿病的成分。

由於果糖不會刺激胰島素的分泌，所以飲料廠商往往宣稱，比起一般餐用砂糖，高果糖玉米糖漿對糖尿病患者比較好。我們在本書稍早說過了，高果糖玉米糖漿是用百分之五十五的果糖做成的，而餐用砂糖中則含有百分之五十的果糖。果糖或許不會提高血糖濃度，但這並不表示它不會引發糖尿病。在一份研究中，攝取果糖的老鼠，比餵食餐用砂糖的老鼠至少早兩個月得到糖尿病[51]。這項結果，最可能是因為攝取果糖會產生過量的三酸甘油脂（血液中的脂肪）。有些研究人員認為三酸甘油脂過量會增加胰島素抗性的機率，等於是找到了另外一條引發糖尿病的路，不用靠增加糖攝取量的幫助。

此外，研究人員也長期注意到咖啡因會刺激胰臟，就跟葡萄糖和蔗糖刺激胰臟的方式差不多。具體地說，咖啡因會刺激人體分泌「打或逃」（fight or flight）激素兒茶酚胺（*catecholamines*），這是一種腎上腺反應壓力而分泌的激素。換句話說，咖啡因對人體的影響，就跟壓力一樣。它讓人心跳加快，讓肝臟釋出儲存在肝臟裡的糖，提高血糖濃度，促使胰臟分泌胰島素[52]。一項研究顯示，不管是肥胖的男性還是正常體重的男性，攝取咖啡因都會增加胰島素抗性。[53]

遺憾的是，連孩童及懷孕婦女都受到這種疾病的威脅。在一項針對妊娠糖尿病（只有在懷孕時才會發生的糖尿病）所做的研究顯示，一星期飲用五次汽水，罹患此病的機率會增加百分之二十二。妊娠糖尿病是孕期主要的併發症，有時會導致成熟的第二型糖尿病[54]。還有一份針對青少年所做的研究，研究人員得出如下的結論：每天減少攝取等同於一罐汽水的糖，再加上增加攝取等同於一杯豆子的纖維，可以明顯降低罹患第二型糖尿病的風險[55]。想像一下如果青少年不再喝汽水，同時還攝取更多纖維，那會是何等情況！

若你以為只要改喝無糖可樂，就能降低罹患糖尿病的機率，請再多想一下。有一份研究，找來二十二名自願參與實驗的健康人士，請他們喝下等量的無糖汽水或一般碳酸水後，檢驗血糖濃度。雖然這兩種飲料都沒有讓受試者的血液中增加更多葡萄糖，但飲用無糖汽水的人，卻分泌更多的胰島素。這個結果顯示，即使是不含葡萄糖的無糖汽水，也會刺激胰島素分泌，而這正是誘發第二型糖尿病的因素之一。[56]

雖然我很確定汽水中的其他成分也可能跟糖尿病有關，但要針對糖與咖啡因以外的成分做研究，或許沒有那麼容易，因為很多這類物質都只會與糖或咖啡因混用，所以很難判斷哪種結果是哪種化學物質造成的。若要維持健康，其實根本沒有所謂最適合飲用的汽水，完全不喝才是。

尿道結石、腎結石、腎病及膀胱過動症

正如第一章討論的，當你的身體變得太酸時，它會把鈣從骨骼中抽出來，重新恢復體內平衡。這個反應有時會讓血液中的鈣質過量，進而形成小小的鈣石，在膀胱中稱為「尿道結石」，在腎中則稱為「腎結石」。飲用汽水——尤其是汽水中的磷酸——早已證實跟這類結石有關。同樣的過程也會以其他的方式損害腎臟，導致慢性腎病，也就是腎功能逐漸喪失的狀況。根據兩份相隔至少十五年的研究，每天飲用兩罐以上的汽水（大多數有喝汽水習慣的人，很容易就能達到這個數字）會增加罹患腎結石及腎病的風險。[57,58]

至於軟性飲料中的人工甜味劑，一項刊登在《毒物學與應用藥理學》

（*Toxicology and Applied Pharmacology*）上的研究顯示，醋磺內酯鉀、阿斯巴甜及糖精，會增加實驗中的老鼠增加膀胱肌肉收縮的頻率。從研究結果來看，研究人員認為低濃度的人工甜味劑可能跟膀胱過度反應的症狀有關，包括尿急的感覺、排尿頻率增加，甚至引發尿失禁。[59]

汽水及其他含糖飲料破壞健康的三十一種方式

飲用汽水及其他含糖飲料，可能導致各式各樣的健康問題。以下是我彙整了來自醫學期刊及科學出版品的資訊，以及在健康及醫藥相關網站找到的資料，列出一些飲用汽水的習慣可能嚴重損害健康的主要問題。

1. 含糖飲料可能讓體重增加，進而導致肥胖。
2. 每天飲用兩瓶含糖軟性飲料，可能導致肝臟長期受損。
3. 含咖啡因的軟性飲料已證實跟情緒起伏有關。
4. 軟性飲料會造成身體發炎。
5. 含糖的軟性飲料會讓身體處理糖的能力處於緊張狀態，可能導致糖尿病。
6. 飲用含糖的軟性飲料，可能會讓血壓升高，進而增加罹患高血壓及心血管疾病的風險。

7. 軟性飲料的酸性，會分解牙齒的琺瑯質。

8. 飲用可樂已證實跟婦女的骨質疏鬆有關。

9. 含糖飲料中的果糖已證實會增加痛風的風險。

10. 食用結晶果糖可能會引起輕微的胃腸不適。

11. 可樂已證實會引起孩童發生跟咖啡因有關的頭痛。

12. 可樂可能降低高密度脂蛋白（HDL）的濃度，也就是所謂的「好」膽固醇。

13. 軟性飲料跟代謝症候群有關。（見第一一九頁）

14. 飲料中的咖啡因、糖及人工甜味劑，可能使人上癮。

15. 人工甜味劑會引發膀胱收縮，導致小便失禁。

16. 每星期飲用至少兩瓶的軟性飲料，胰臟癌的風險會增加將近一倍。

17. 軟性飲料的酸性會讓骨中的鈣流失。

18. 無糖軟性飲料會增加懷孕婦女早產的風險。
19. 含咖啡因的軟性飲料會引發過敏孩童發生抽搐的狀況。
20. 含糖可樂會增加妊娠糖尿病的風險。
21. 飲用可樂過量可能導致含鉀量過低，又稱「低血鉀症」(hypokalemia)，造成肌肉無力甚至麻痺。
22. 攝取果糖可能會減損記憶力。
23. 軟性飲料可能會導致腎結石形成。
24. 軟性飲料可能會降低精液濃度，減少精子的數量。
25. 含咖啡因飲料可能會誘發青少年的憂鬱症狀。
26. 大量飲用汽水已證實跟癲癇有關。
27. 在青春期前就有喝汽水習慣的女孩，可能會提早來經，日後罹患乳癌的機率也會增加。
28. 經常飲用含糖飲料的青少年，尿酸濃度會偏高。
29. 飲用可樂可能會讓牙齒變黃。

30. 汽水跟食道癌有關。

31. 飲用一罐汽水會讓胃酸濃度增加的時間持續五十三·五分鐘。

*本清單所引述的資料來源列於書末「參考文獻」的第十頁。

結論

跟軟性飲料有關的疾病種類繁多，五花八門。不論那是汽水中某一種個別成分的影響，或者是許多成分綜合造成的結果，這些疾病從氣喘、腎結石、精液品質下降、低血鉀症、心理健康不佳，到高血壓、心臟病、第二型糖尿病，甚至是癌症，簡直不可勝數。每天都有越來越多研究揭露軟性飲料及其他含糖飲料的壞處。雖然這些飲品會致病的真正原因有時並不是那麼清楚，但還是有個很簡單的辦法可以測試這個理論。停止飲用這類東西，看會有什麼結果。我真的相信你會感覺更好。我也相信你會改善對抗疾病的免疫力，效果之好或許是你永遠沒想到的。

第六章

飲料成癮症

飲料成癮，就跟其他癮頭一樣。要是哪一天沒喝，就開始出現戒斷症狀，你設法戒掉了這種習慣，可是某一天晚上，你決定喝罐飲料慰勞自己，結果又喝上癮了。

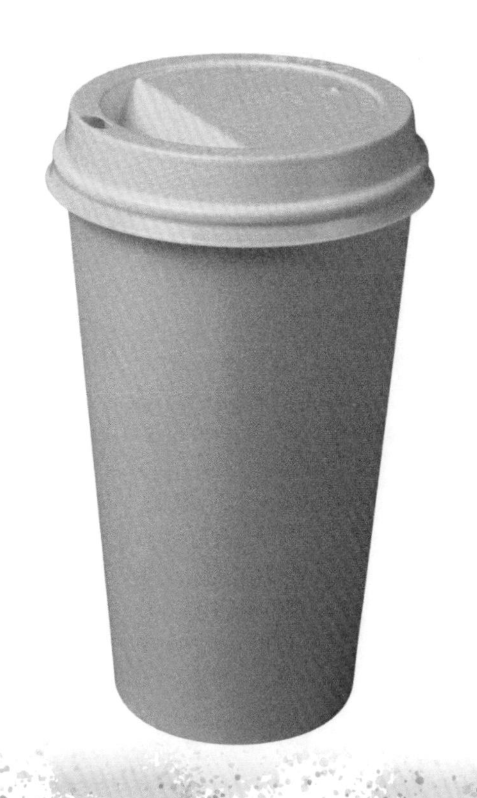

很難相信人會對一般汽水或無糖汽水，或者是其他含糖飲料上癮，可是這種事每天都在發生。飲料成癮，就跟其他癮頭一樣。你先是每星期喝一、兩罐汽水，慢慢建立了對汽水的渴望。沒多久，你就發現自己每天都要喝一、兩罐，然後在不知不覺中，變成一定要喝飲料才會覺得舒服。要是哪一天沒喝，就開始出現戒斷症狀，就跟其他成癮藥物一樣，你設法戒掉了這種習慣，可是某一天晚上，你決定喝罐飲料慰勞自己，結果又喝上癮了。這是一種惡性循環，適用於咖啡因或海洛因，也一樣適用於汽水。

飲料成癮症作用特別強，因為它融合了生理上對咖啡因及糖的慾望，以及一種多感官的體驗，很快就成為心理慰藉的來源。聽到打開汽水罐那熟悉的爆裂聲，緊接著是氣泡冒出來的微弱嘶嘶聲，你立刻放鬆了。這種美好的感覺誘使你啜飲一口飲料，剩下的就交給咖啡因和甜味劑去完成了。用不了太久，你就會想要每天重複這種儀式好幾次。正如麥克·亞當斯（Mike Adams）在其著作《五個飲料怪獸》（*The Five Soft Drink Monsters*）中提到的，汽水中有許多會刺激感官、讓人上癮的成分，包括：[1]

- 用手圈住冰涼的飲料罐或飲料瓶的感覺。
- 打開一罐碳酸飲料的清脆爆裂聲。
- 冰塊在一杯汽水中碰撞的聲音。
- 二氧化碳在舌頭上微微的刺痛感。
- 強烈甜蜜的口感。
- 汽水在口中及喉嚨中的冰涼感。
- 大口喝下飲料的聲音。

如果你非常認同上述觀點，那麼你很可能就是一個飲料成癮患者。將一罐汽水舉到口邊、仰頭、大口暢飲這樣簡單的動作，再加上這些飲料中的成癮物質，就足以養成你喝飲料的習慣。以下這些成分，存在於很多軟性飲料中，也就是讓你上癮的罪魁禍首。

咖啡因

汽水製造商似乎跟政客及菸草業大老一樣，不把事實當一回事。我為了本章內容找資料，竟然讓我發現了一個有意思的謊言。表面上，汽水製造商認為咖啡因是他們旗下許多飲料中不可或缺的部分，是因為口味。根據這些廠商的說法——儘管咖啡因是已知的神經焦慮物質及成癮興奮劑——他們的主力飲品就是無法改變配方，拿掉這種添加物，因為少了它，那些飲料的味道就不一樣了。當然，所有主要汽水製造商都另外為最暢銷的產品推出不含咖啡因的版本，所以他們已經算是仁至義盡了。事實上，一項約翰霍普金斯大學（Johns Hopkins University）進行的研究，證明了用咖啡因來當作調味劑，是多麼愚蠢的一件事，因為只有百分之八的研究對象能夠分辨一般汽水與不含咖啡因的版本之間的差異。[2]

那麼，既然上述研究的結果並不支持汽水公司的說法，他們為何還要在產品中加入咖啡因呢？在我看來，使用咖啡因，純粹就是為了它成癮的特性，答案就是這麼簡單。飲料越容易成癮，就會有越多人喝，拿到股東面前的帳本就會越好看。不過咖啡因並不是唯一為了獲利而使用的成癮物質。你可能不清楚，你養成喝飲料的習慣，甜味劑也要負一部分的責任。

甜味劑

不管是糖，還是阿斯巴甜等人工代糖，軟性飲料中的甜味劑都可能會讓人上癮[3,4]。研究已顯示，糖可能會造成大腦中的神經化學變化，效果就類似使用易養成習慣的麻醉藥。攝取糖會刺激大腦釋放一種稱為多巴胺（*dopamine*）的神經傳導物質，這種東西會讓人產生快樂與愉悅的感覺。吃進大量的糖，就等於製造了大量的多巴胺，一旦糖的效果減退，你會需要更多糖，好讓你再度感覺正常。如果完全不吃糖，就會出現戒斷症狀。體內多巴胺濃度降低，會讓你感覺沮喪，做什麼都提不起勁來。

本書前面已經告訴過你，要解決糖所造成的問題，使用人工甜味劑絕對不是辦法。在汽水成癮的情況中，當然也一樣。研究人員已經確定，不管甜味是來自於糖，還是來自於代糖，光是甜味本身就足以改變大腦的化學變化，類似嗎啡或海洛因等成癮毒品產生的效果。它會增加一種神經傳導物質β腦內啡的活動。β腦內啡會抑制痛苦的感覺，提昇幸福感，並促進放鬆。正如攝取一般糖的後果一樣，一旦你建立了身體對人工甜味劑的容忍度，只要飲食中少了它，你的身體就會很難正常運作。它不只會誘發你對不健康食物的渴望，還會讓不甜的健康全食物嚐起來索然無味，毫無吸引力。說來遺憾，顯然任何一種甜味劑都會創造出危險的等式，等號的另一頭就是上癮與疾病。

見證

麥克·亞當斯和我並不是唯二宣導汽水會讓人上癮的人。合格認證的飲食失調專家兼暢銷書作者凱伊·謝帕德（Kay Sheppard）也幫助很多人走過食物成癮症的戒斷期與治療期[5]。為了對汽水成癮症進行研究，凱伊曾對一群已確定或疑似汽水成癮的人發出一份十四個問題的調查表，這些問題包括：

- 你現在是或曾經對軟性飲料、運動飲料或精力飲料上癮嗎？
- 那種飲料的名稱是什麼？
- 你上癮多久，或之前持續上癮了多久？
- 你是否不再喝那種飲料？如果你現在仍對它上癮，可以談一談你的癮嗎？
- 它如何影響你的生活以及家人的生活？
- 你會給其他人什麼建議，幫助他們不再喝汽水？
- 你會隨著時間過去而逐漸增加汽水飲用量，以得到你想要的效果嗎？
- 你停止喝汽水時，出現什麼戒斷症狀？
- 你曾為了避免出現戒斷症狀而喝汽水嗎？
- 你喝汽水的頻率或者喝的汽水量是否超出原本的想法？
- 你是否曾想要控制或者減少飲用汽水，結果都沒成功？
- 你是否花很多時間在取得汽水、飲用汽水或從汽水的身心作用中恢復？

• 你飲用汽水的習慣是否影響了你的社交、工作或娛樂等方面的活動？

• 儘管知道飲用汽水很可能會對你的生理或心理造成持續性的問題，你仍然繼續飲用汽水？

雖然大多數填問卷的人並不是每一個問題都回答，但還是有好幾個人說了很精彩的故事。以下就是其中幾則。我改動了當事人的名字，但內容都是從調查中直接引用的。如果我想要虛構一些汽水成癮症的故事，我會想出比下面這些真實故事還要精彩的情節。

麗莎

從十六歲到四十三歲，麗莎已經喝了二十七年的無糖可樂Tab。剛開始她一天喝兩罐，到上癮的後期，每天要喝到六罐，彷彿永遠都喝不夠。醫生告訴麗莎，無糖飲料會讓骨骼中的鈣質流失，要是她不改掉這個習慣，到了五十歲她就會骨質疏鬆。麗莎立刻完全不碰汽水，並請求上帝幫助她忍過戒斷期的不適。少了汽水，她的血糖開始下降，她覺得人生索然無味。她想要躲起來，不跟任何人接觸。心理上的茫然、不安、煩躁、缺乏活力、嗜睡以及喜怒無常，都是她每天會出現的情緒。她經常想要喝一小口 Tab，來舒緩這些戒斷症狀，可是她不了解這個想法有多可怕。

幸好，麗莎對飲料的渴望逐漸消退，而她對飲料危險性的知識，也消除了她再度養成這種習慣的慾望。不過，她確實在五十二歲時出現骨質疏鬆。喝飲料成癮不僅讓麗莎付出代價，也讓她的家人付出代價。他們必須承擔治療骨質疏鬆症的醫藥費，也一直關切麗莎的活動程度，老是擔心太激烈的活動會讓她骨折。

喬安

喬安之前戒菸，並開始喝百事可樂來取代抽菸。她逐漸增加飲用量，好讓自己覺得舒服一點。一年後，她發現自己對百事可樂上癮了，於是又得重複一次戒癮的過程，就跟之前戒菸一樣。她試著減少飲用量，但是不成功，於是改喝橘子汽水來取代可樂，讓自己相信不含咖啡因的橘子汽水應該沒有問題。（為了否認自己對某種東西上癮，人願意花費的心思真的很驚人）。

她的戒斷症狀包括頭痛以及經常覺得煩躁。喬安經常在公司發脾氣，連她的老闆都要求她去喝罐百事可樂改善心情。雖然那些症狀最後都消除了，但百事可樂成癮已經在喬安身上留下痕跡。因為喝了太多可樂及汽水，她變得很胖，所以現在對自己的外表很沒有信心。

露薏絲

即使在早年的回憶裡，露薏絲也記得她只喝汽水當飲料。小時候她甚至瞧不起拿水給她喝的人，因為她認為喝水的人是二等公民！露薏絲的手裡永遠有一罐汽水，不過倒是沒有什麼品牌忠誠度。多年來她對各種軟性飲料上癮。剛開始是可口可樂，後來換成皇冠可樂公司出品的無糖可樂（Diet Rite），後來又換成無咖啡因的胡椒博士。她不管到哪裡都要喝汽水，要是喝不到，脾氣就會變得暴躁。雖然軟性飲料似乎從來就沒能讓她解渴，但她還是繼續喝，一罐接著一罐。

她總是覺得想喝，也隨時都需要一罐清涼的汽水在手上。她發現自己會不假思索就走到冰箱前，然後站在打開的冰箱門口好幾分鐘，才發現自己是要去拿飲料喝。儘管她不讓子女喝，儘管她知道那東西對身體不好，儘管她也不想要自己想喝，但是汽水還是主宰了露薏絲的飲食。要放棄軟性飲料竟然這麼困難，這真的很驚人！

露薏絲最後還是戒掉這個習慣了，不過並不是斷然戒除的。她慢慢來，先是改喝無咖啡因的甜茶，再慢慢減少茶量及糖量。後來她完全不在茶裡加糖，開始喝不含咖啡因也不加糖的茶，最後終於改喝白開水了。

蘇

蘇是復元中的酒癮患者，十四歲時對可口可樂上癮。二十一歲時，她很擔心可口可樂的熱量，於是改喝健怡可口可樂（她當時根本不知道，熱量及體重並不是她最該擔心的事）。雖然剛開始喝健怡可口可樂，她並不覺得跟喝一般可樂一樣滿足，但她知道口味是可以習慣的，所以勉強自己喜歡它。這種癮頭一直持續到她二十七歲，這時她又改變了飲料口味，這次改成了Coke Zero。

蘇立刻上癮了。那是一種完全不一樣的飲料體驗。她喝 Coke Zero 會變得茫茫的，就跟她這個酒癮患者喝酒的效果一樣。她發現這種奇怪的副作用，很可能是因為對 Coke Zero 裡的甜味劑醋磺內酯鉀過敏。她想要改回喝健怡可口可樂，可是沒能成功。那種口味的可樂無法帶給她跟 Coke Zero 一樣的快感。這個癮頭如此強烈，並逐漸累積，才一年的時間，這位五十四公斤重的女子，已經從每天喝五百九十毫升的 Coke Zero，增加為每天得喝八公升才夠！她開車頂多只能開三十公里，就得停下來買瓶 Coke Zero。要是店裡剛好沒賣，她就會變得很焦慮，無法專心做別的事，直到找到一家有賣 Coke Zero 的商店為止。這個習慣讓她深感困窘，她甚至想出一種辦法，把好幾瓶藏在皮包裡，好讓她看起來一整天只喝一瓶。

對 Coke Zero 上癮的後期，她連家門都離不開了。她從床上走到冰箱再走到浴室，這就是她全部的活動範圍。Coke Zero 掌控了她全部的人生。已經很熟悉物質成癮症的她，知道自己該怎麼做。她進了勒戒所。

Coke Zero 的戒斷症狀——焦慮、震顫、發抖——幾乎就跟她戒酒時的情況一模一樣。根據蘇的說法，Coke Zero 對她的影響似乎獨樹一格。健怡可口可樂和一般可口可樂對她的大腦就沒有同樣的效果。從來沒有其他物質像醋磺內酯鉀一樣，刺激她的身體產生那樣的反應。雖然她現在已經不碰 Coke Zero

了，但仍然會夢到它。

喬

有四十多年的時間，患有糖尿病的喬一直對各種無糖汽水上癮。他在二十歲時從喝 Tab 開始，直到六十二歲才戒掉所有軟性飲料。他現在只喝水，但是他在戒癮前，沒有一時半刻少得了一罐、一瓶或一杯汽水。他小心翼翼守護飲料庫存，要是庫存喝光了，還會很生氣。要是餐廳不提供他愛喝的品牌，他甚至不去光顧。雖然這些年來喬的糖尿病不斷惡化，他對汽水的渴望卻似乎無法遏制。他最後終於戒掉飲料，而且是斷然說不喝就不喝，他也建議其他成癮者採用這個辦法。

軟性飲料與一般適應症候群

身體上的壓力，往往也是導致下述一些成癮症的因素之一。漢斯・塞利（Hans Selye）博士在其著作《生活的壓力》（The Stress of Life）[6]中提到，壓力源會讓身體經歷三種反應期，這三個階段加起來，就形成所謂的「一般適應症候群」（General Adaptation Syndrome）。這三個階段分別是驚慌、抗拒與疲乏。雖然最初這個概念是應用在心理壓力上，不過後來也擴展到涵蓋身體出現的任何一種壓力，包括食物過敏，而軟性飲料就是一個很好的例子。從這個事實來看，我發現很容易用下面這幾個詞來瞭解一般適應症候群：過敏與成癮、適應、衰退。

一次又一次攝取大量的某種食物或飲料時，很容易變得對那種東西過敏，尤其如果那種東西本來就對身體有害。身體的設計並不適合規律地處理大量的有害食物，這麼做會讓身體失去維持體內平衡的能力。軟性飲料含有許多能誘發過敏反應的物質，包括糖、代糖及咖啡因。有時過敏反應是數種成分綜合作用的成果，也經常會以「隱性過敏」（masked allergy）的方式出現，也就是過敏原已經影響了你的身體，你卻渾然不覺。這種情況特別恐怖，因為這表示你不知道飲料對身體的危害，直到身體已經進入第三階段而枯竭了。身體為了應付壓力，會釋放腎上腺素等化學物質，形成一般適應症候群的第一階段。你會對飲料上癮，就是在這個階段。你開始想喝更多飲料，因為它確實讓你感覺很舒暢。問題是這種感覺只會持續一小段時間，一旦這段時間過去，你就會開始覺得不舒服，出現頭痛、疲勞、暴躁、沮喪等戒斷症狀（過敏與成癮都會出現戒斷症狀，情況因人而異）。於是開始了一段「喝飲料、感覺短暫舒適、出現戒斷症狀，然後再度喝飲料」這樣的惡性循環。

如果你繼續飲用軟性飲料，身體會進入第二階段，抗拒。在這個階段中，身體會開始調適，忍受慢性壓力、應付過敏原。此時，可能會出現其他會導致退化性疾病的症狀，包括關節痛、手腳腫脹、酵母菌感染、對各種食物過敏，以及慢性疲勞，而這些還只是一小部分而已。繼續飲用汽水，讓身體幾乎隨時處在壓力狀態下，身體最後就會進入第三階段，疲乏。此時，你的身體開始故障，讓不適與疾病趁虛而入。

幸好，你可以採取行動扭轉這種症候群。醫療專家或許尚未體認一般適應症候群對國人健康的重要性，但有喝汽水習慣的人真的應該多加留意。你可以在悲劇發生前終止這一連串的惡性循環，讓自己恢復健康。

結論

如果以上故事有任何一點讓你覺得心有戚戚焉，你可能也對汽水上癮了。要是你發現自己飲食中少了這些產品，就無法適當運作，或者你飲用飲料的量，隨著時間而增加，甚至開玩笑說自己對某種飲料「上癮」了，你有可能確實遇到了同樣的問題，而且絕對不是玩笑。你可能真的上癮了。上述例子就讓你看到能讓人養成飲用習慣的汽水，有多危險。在很多情況中，喝飲料的習慣就跟菸癮或酒癮一樣糟糕。此外，有些人可以斷然戒除，其他人還是必須採取漸進的方式，逐步戒除喝飲料的習慣。怎麼戒不重要，重要的是開始行動。對你可行的辦法，就是對的方法。

第七章

讓人瘋狂上癮的行銷手法

用這些廣告策略來對付成人，這是一回事；可是把孩童當推銷目標，那就另當別論了。

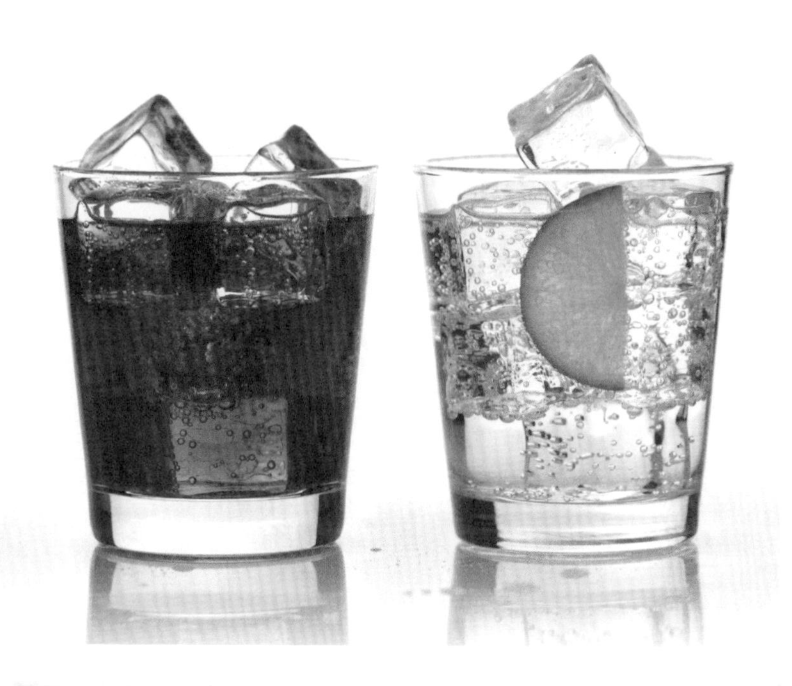

防守絆鋒壞傢伙喬葛林（Mean Joe Green）有一次在球場上，遇到了一位深知他弱點的進攻線鋒，所以打得很不順手。下場後，他把球衣掛在肩上，走進體育場的通道。那通道看起來又長又陰暗。一個小球迷叫住他，給了他一瓶可口可樂以及一個微笑。壞傢伙喬一口氣喝完可樂，謝過小男孩，然後把球衣丟給他，感謝小男孩讓他心情又舒暢了。

如果你在一九八〇年代去過美國，就很可能看過這個廣告。這個廣告太受歡迎了，甚至還贏得一座克里奧（Clio Award）傑出廣告獎，多年來不斷被改編、嘲諷與模仿。不過它對可口可樂的銷售是必要的嗎？

廣告的威力

看完前一章的資訊後，你現在知道軟性飲料及其他含糖飲料有可能會讓人徹底上癮。喝飲料顯然會成為習慣，所以你可能以為，飲料製造商只要在商店貨架上堆滿自家產品，不必花一毛錢廣告，就能看著錢滾進來了。那你就錯了。以下就是幾則極為成功的廣告，都是軟性飲料公司推出的。

可口可樂

壞傢伙喬葛林的廣告，正好說明了飲料廣告客戶卑劣的目的，也就是創造消費者跟產品的情感連結，而那種產品，實際上只是糖水而已。這則廣告更糟糕的地方是，它以年輕人為目標。一位友善的美式足球明星接受了小男孩送的禮物，在那個年齡層的男孩子心中激起了溫暖又舒暢的感覺。他們會認為喝可口可樂很酷，因為壞傢伙喬就喝可口可樂。這種認同感，可能會在孩童渾然不覺中，讓他們養成一輩子喝不健康的汽水的習慣。

這則廣告其實隱含了許多虛假的地方。一個主要的例子是電視廣告中出現的玻璃瓶。廣告播出當時，所有運動場館都不提供玻璃瓶裝汽水。為了避免凌亂以及安全考量，活動場館早就完全禁止玻璃瓶進入。可是因為可口可樂將那種曲線瓶設計註冊為商標，也因為數十年的市場調查說消費者對那種瓶子很有感覺，所以廣告裡就用了可口可樂的經典曲線瓶。經過可口可樂公司這樣大力行銷後，還需要懷疑青少年為何比其他年齡層的人喝更多汽水嗎？竟然把青少年當成主要目標，真是讓人傷心。

健怡百事可樂

一九八〇年代有一部很紅的電影，叫《捍衛戰士》。百事可樂公司就利用這部電影，拍了一部健怡百事可樂的廣告。廣告中兩架海軍戰鬥機正成隊形飛行中，其中一位飛行員沒辦法把放在駕駛座旁邊的健怡百事可樂拿出來，另一位飛行員就嘲笑他。第一位飛行員不甘被嘲，就把飛機翻轉過來，讓地心引力把飲料倒進他的杯子裡。有趣的是，有一次一群大學生在宿舍交誼廳看到這則廣告，我的一位研究人員正好在場看到他們的反應。廣告一播完，就有一名學生站起來，走到電梯處，搭電梯到樓下大廳去買了一瓶健怡百事可樂。

開特力

開特力有一系列的廣告，廣告中的運動員在從事各自的運動項目時，大量流汗。整個廣告內容除了汗珠，其餘都是黑白的，而且汗珠還配合特定口味的開特力飲料而上了色。廣告最後，會出現一句開特力的口號，問觀眾：「你也有嗎？」（Is it in you?）顯然廠商是把開特力跟汗連結在一起，暗示因為流汗而失去的成分，唯有喝他們的產品，才能再度儲存在身體裡。而他們的產品，實際上絕大多數都是糖和水而已。我不知道你怎樣，不過我流出來的汗都是透明的。

開特力將上述廣告系列，結合其他以雷霸龍．詹姆斯（Lebron James）及伊萊．曼寧（Eli Manning）等運動明星擔綱的廣告，在這種不健康的飲料和熱門的運動休閒活動間，創造了一個強而有力的連結。你甚至會認為，運動就要喝開特力，但是這當然不是事實。

維他命水

有些飲料廠商可以因為在廣告中明目張膽說謊而受到控告。事實上，可口可樂公司，也就是維他命水的母公司，就因為將維他命水廣告為取代汽水的「健康代替品」，而受到批評，並被公眾利益科學中心（Center for Science in the Public Interest）以經由廣告「蓄意欺騙」消費者的罪名告上法庭。一瓶維他命水中平均含有三十三公克的糖，它促進肥胖和疾病的力量，顯然高過於它所標榜的維生素及礦物質對健康的好處。

正如我們在第四章中談到的，維他命水用一些俐落響亮的詞語來為各種口味命名，例如「防護提升」、「精力充沛」、「必需營養」、「專注集中」及「活力再生」。但是你真的認為攝取三十三公克的糖，能夠讓身體恢復平衡嗎？你認為這種強化版的糖水真的能增強耐力嗎？這本書看到這裡，我相信你已經更清楚狀況了。不過答案就不必跟可口可樂公司的前主席兼執行長艾維斯特（M. Douglas Ivester）說了。此人在非洲為自家公司的行銷手法辯護時，說了下面這段話：「事實上，我們公司的產品十分健康。補充液體是健康的關鍵。可口可樂公司是在服務大眾，因為我們鼓勵大家多飲用液體。」這話要是能信，布魯克林大橋也能拿來賣了。

行銷素材的威力

每年由可口可樂及百事可樂等飲料公司投下的數十億行銷經費中，有一部分是用來製造推廣素材。現在有很多東西上面都印了這些公司的標誌，以達到廣告的目的。鑰匙圈、開罐器、T恤、棒球帽，都是很受歡迎的贈品，飲料廠商就利用這些贈品，讓你隨時想到他們的產品。

另一項廠商愛用的行銷工具，是搭配電影發售商品。一家公司取得某部電影的行銷權時，這個權利可以轉換成實質的獲利，尤其是電影大賣時。搭售電影商品最賺錢的例子發生在二〇〇一年，當時可口可樂公司付給華納兄弟公司一億五千萬美元，取得《哈利波特：神祕的魔法石》的行銷權，很巧妙地搭上了哈利波特的熱潮。他們發行了限量版的瓶罐來推銷電影，而只要販賣可口可樂產品的地方，就可以看到哈利波特和電影中其他角色的照片。哈利波特系列電影創造出數十億票房，可口可樂公司也因為持續跟這部賣座大片合作，得到可觀的報酬。此外，雙方的合作關係讓可口可樂公司打進容易受影響的青少年市場，也可能因此培養出一輩子忠誠的消費者。

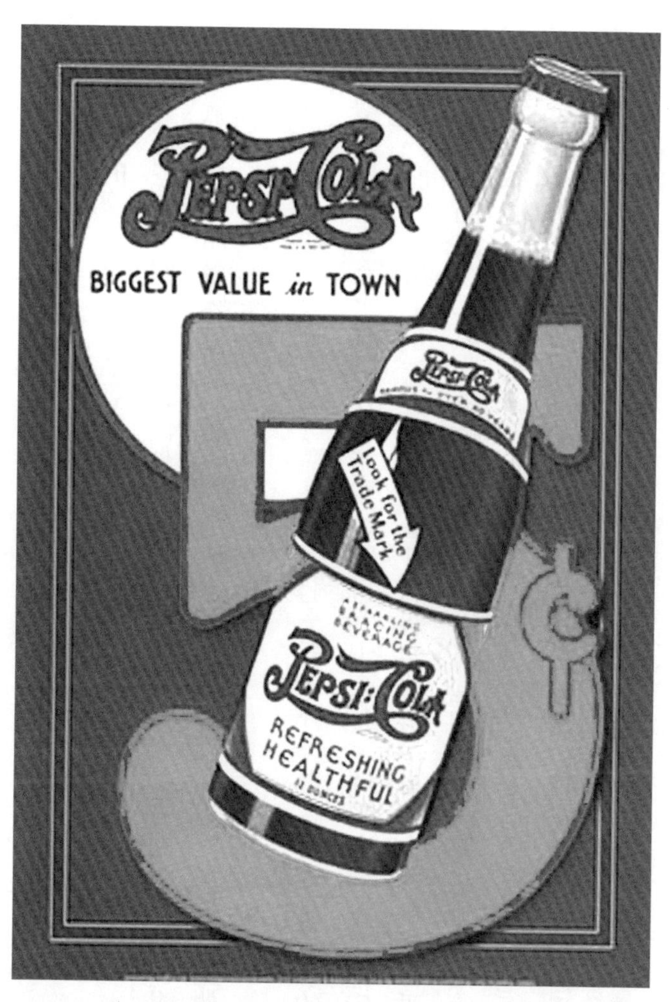

這則早期的廣告推銷的是 355ml 瓶裝的百事可樂，這個容量以現在的標準來看，似乎很少。注意瓶身上的標籤標榜這是一種「健康的」飲料，跟事實實在是天差地遠。

要五毛給一塊

聰明的廣告及行銷活動無疑是讓你對某種軟性飲料上癮的有效辦法。但我認為，這些年來飲料容器越做越大，也可以說是給了這些行銷工具一些幫助。如果氣泡水和甜滋味就可以讓人對汽水上癮，那何不多給消費者一點他們渴望的東西，對吧？

一九五一年，一瓶可口可樂是一百七十五毫升，現在，容量最少的可口可樂，罐裝是三百五十五毫升，瓶裝是五百九十毫升。問題在於，這種容量並不是一份一般的食用份量。五百九十毫升的瓶裝飲料，事實上等於是二點五份。由於汽水一開啟，二氧化碳就會逸失，沒有氣泡的汽水一點也不好喝，所以大多數的人都會一次把一整罐（瓶）喝完。所以你幾乎一定會一次就吃下二點五倍的熱量、甜味劑和其他列在標示上的成分，可是你甚至沒有想到自己到底吃了多少。

燈光、攝影機、可樂！

電視廣告及電影搭售商品，不是飲料製造商試圖接近潛在消費者的唯一辦法。這些年來，汽水公司發現置入性行銷——在電視節目或電影中出現特定品牌的產品——也可以是很有效果的行銷方式（尤其現在電視觀眾可以將廣告快轉，所以這一點又特別重要了）。電影製作團隊現在不需要虛構品牌，而是去跟某家公司收費，在螢幕上強調該公司的產品。不論是在《上帝也瘋狂》中使用可口可樂，或者是在《回到未來》中讓百事可樂露臉，飲料公司讓自家產品融入電影或電視節目的情節中，就能確定觀眾一定會看到它。

置入性行銷做得好，產品的出現隱而不揚，不至於太突兀，觀眾也就在不知不覺間吸收了廣告的訊息，有時甚至因為跟某個熱門節目或電影明星連結在一起，而增加了產品的可信度。讓人遺憾的是，根據一份密西根州所做的媒體調查，電視節目的觀眾越年輕，越可能出現消費汽水等垃圾食物的內容，卻沒有同時呈現這種消費行為常見的後果。[1]

地點、地點、地點

飲料公司要保持屹立不搖，最明顯的辦法是讓產品隨處可得。從火車站到大學校園，飲料自動販賣機簡直是無所不在。我每次送車去保養，就一定會經過自動販賣機，幾乎不可能避開。或許自動販賣機的兵家必爭之地，就是兒童聚集的地方。正如前面提到的，越早讓孩童上癮，就是建立品牌忠誠度的關鍵作法。事實上，可口可樂公司花了六千萬美元，取得十年的權利，可以在美國兒童群益會（The Boys and Girls Clubs of America）各地分會獨家販賣他們的產品。

雖然所有飲料廠商都深諳在學校販賣自家產品的商業利益，但是最近針對飲料販賣機留在學校中這件事，出現了激烈的爭論。有些學校體系繼續容許校園裡保留這些東西，有些則已將自動販賣機撤除。雖然在校園保留自動販賣機的學校能繼續向汽水廠商收取權利金，增加歲收，但是研究顯示，將自動販賣機趕出校園的學校，其學生的考試成績普遍較優。

另一項巧妙的行銷花招，可以在全國各地的大型超市及街口的便利商店看到，那就是把飲料放在通常會跟那些飲料連在一起的食物旁邊，例如洋芋片、椒鹽脆餅、沾醬薄餅等。研究顯示，在超市裡，把汽水和洋芋片這兩種產品放同一排走道上，兩者的銷售量都增加了百分之九，可是如果隔了至少一個走道，銷售量都會下降。

奇怪的夥伴關係

你應該信任你的家庭醫師對於軟性飲料的說法，對吧？你的醫師可能未察覺到汽水中的糖、高果糖玉米糖漿及化學物質對你的身體可能造成的每一種危害，但你從醫生那裡得到的資訊，應該是客觀且公正的，對吧？你應該沒有理由懷疑，你的家庭醫師給你的建議，會受到他所屬的專業組織與一家汽水大廠之間的利益衝突所污染，對吧？也許你應該再想一想。

二〇〇九年，美國家庭醫師學會（the American Academy of Family

Physicians）以五十萬美元與可口可樂公司簽署了一項行銷協議。這項合作關係，是為了教育消費者更加瞭解汽水這類含糖飲料，這樣一來，想要維持健康生活型態的消費者，就能依據充分的資訊做出適當的決定。似乎可口可樂又耍起老把戲，付錢給潛在的敵人，要他們對可能影響銷售的新資訊輕描淡寫。可想而知，批評這項合作關係的人，認為廠商可能會鼓勵醫師不要太強調飲料和肥胖等健康問題之間的明顯關連，或者推廣改喝對你一樣不好的無糖飲料。[2]
我的看法是，只要是健康飲食，就不可能含有任何一種軟性飲料。只要翻到第五章，再看一次已經證實跟汽水有關的各種疾病與症狀就知道了。沒錯，減少軟性飲料攝取量多少會有點幫助，但是完全戒除，才是最終目標。

改了名的毒藥

還有一點要小心，那就是飲料或飲料中的成分更改品牌名稱。這種卑劣的作法最近真的發生了。人工甜味劑阿斯巴甜的全球主要供應商，本來都是以

NutraSweet 這個品牌在販售，後來決定改用「氨基甜」（AminoSweet）這個名字來行銷此種添加物。由於自一九六五年阿斯巴甜問世以來，數十年來關於它的負面報導不斷增加——最嚴重的是認為這種甜味劑跟腦瘤及其他類型癌症有關——我相信廠商一定認為現在是給這種化學物質一個新名稱的好時機。於是，為了擴展阿斯巴甜的銷售，並搭上推崇天然甜味劑的最新潮流，氨基甜就誕生了。

這個名字，指的是阿斯巴甜是由兩種氨基酸製成的，試圖要讓人以為這種甜味劑只是由天然物質組合而成。可是實際上，天冬氨酸和苯丙氨酸的化合物，根本不存在於自然界裡。事實是，阿斯巴甜就是一種人工產物，不論它叫什麼名字。

這個情況讓我想到蘇聯的情報單位及祕密警察。他們在一九五四年改組為國家安全委員會（KGB）之前，使用了許多不同的名稱。不論它叫什麼，蘇聯國家安全委員會仍然是同一個冷酷的安全機構，為了保護國家而執行各種合法與非法的間諜活動。事實是廠商為了賣你產品，會無所不用其極，包括幫產品改名，使它看起來像別的東西，實質上那就是合法的撒謊，不要被唬了。[3]

結論

只要花點時間想一下，你就會發現你每天接觸到的廣告量，非常嚇人。到處都是廣告，不管它的形式是看板、電視廣告還是在體育活動會場上發送的T恤。此外，就算可口可樂和百事可樂這些飲料公司沒有直接推銷產品，也會竭盡所能進入你的潛意識，花大筆的錢讓他們的飲料出現在電影及電視節目中。

用這些廣告策略來對付成人，這是一回事——我們應該夠聰明了——可是把孩童當推銷目標，那就另當別論了。雖然父母多少可以控制孩子收看的節目內容，但是當汽水自動販賣機隨處可見，連學校及課後活動的場所都不可避免時，父母再怎麼注意，也不可能做到滴水不漏。難怪喝汽水的習慣是這麼容易養成，又這麼難戒除。不過現在你已經更清楚汽水對你有什麼壞處了，也該來瞭解要怎麼打敗汽水，終結你的汽水癮。

第八章

解決之道

通往健康的第一步，要由個人踏出去。最重要的祕訣，就是下定決心戒掉飲料而已，不能有任何藉口或疑慮。

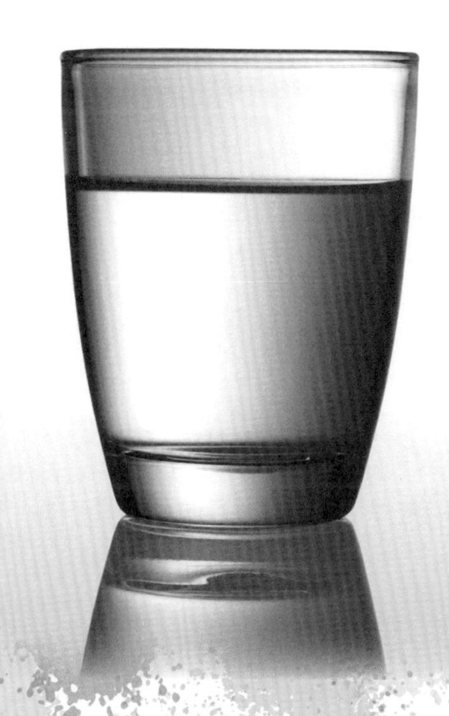

你現在知道體內平衡對健康有多重要了。你也知道汽水及其他含糖飲料中有多少不健康的成分，這些成分又會如何破壞你的體內平衡。但是正如我們在第七章中提到的，這些飲料有可能讓人上癮，而飲料廠商又總是想方設法要引誘你去買他們那些會喝成習慣的產品，所以不管走到哪裡，都看得到汽水的廣告。既然幾乎不可能避開汽水，當然你也會合理認為，恐怕是不可能戒癮成功了。

事實上，要成功戒除喝汽水的習慣，是有技巧的。此外，若社會及政府都能參與，個人成功的機會也會更高。本章將詳細討論幾個符合常識的步驟，讓你及身邊的人都能參考遵循，改善你、你的家人以及所有國人的健康。只要每個人都能盡一己之力，這個迫切的問題是可以解決的。

個人能做的事

通往健康的第一步，要由個人踏出去。要克服喝汽水或其他含糖飲料的癮頭，首先你必須知道，你能為自己做什麼。下面幾個訣竅，可以幫助你達成目標。

- 不要乍然停止，而是以漸進的方式改變。慢慢減少喝汽水的量。舉例來說，如果你每天要喝兩罐，那就先減為一天一罐，然後再慢慢減少。大多數的人都覺得這樣戒癮比較簡單。
- 以喝水來代替軟性飲料。每天把你本來要拿去買汽水的錢放進一個罐子裡。到了月底，用那些存下來的錢買個禮物送給自己。
- 如果一開始就完全換成白開水太困難，先找個其他替代品（見第一七七頁的「軟性飲料替代品」）。確定你家裡隨時都有某種替代品。
- 去賣場時不要買軟性飲料。要是太難辦到，就請別人去幫你採買。家裡沒有存放汽水，就會減少喝汽水的機會。
- 試試看一星期不要喝飲料，把它當作一個挑戰。挑戰成功，就給自己一點獎賞。獎賞是很好的誘因。

• 讓朋友及家人知道你在戒飲料。別人知道你做了什麼承諾，你就比較不容易違背承諾。

• 經常閱讀飲料對健康的壞處（見第五章），或許可以嚇阻你喝飲料的渴望。

• 認知軟性飲料的癮頭，有可能跟其他成癮症一樣嚴重，並以這樣的認知來對付它。有酒癮的人連一滴酒都不能喝，所以汽水成癮的人偶爾縱容自己喝一點汽水，也可能會給自己惹來麻煩。

• 找一個朋友或家人來當你的「啦啦隊」。「啦啦隊」這個概念，是戒酒者無名會（Alcoholics Anonymous）的會員以及其他採用十二步驟法的方案常使用的方法，也就是找一個你可以打電話給他的人，幫助你應付你的癮頭。避免癮頭發作時，無法靠自己一個人的力量去抗拒它。擁有支持的力量，是成功的關鍵。

• 戒酒無名會有十二步驟法來幫助患者戒除酒癮，類似的方法也可以幫助你克服汽水癮。全美各地都有食癮無名會（Food Addicts Anonymous）及食癮復原無名會（Food Addicts in Recovery Anonymous）主持的聚會，在幫助對某些食物及飲料上癮的人終結癮頭這件事上，都有很好的成績。食癮復原無名會是由一群治療師組成的團體，主要處理對食物上癮的問題，與個人及團體皆有合作（聯絡資訊請見第二〇一頁的「相關資源」）。

- 網路上也有很多資源，可以幫助你擺脫甜食癮。作家康妮・班奈特（Connie Bennett）經營了一個很棒的網站，叫「停止糖的衝擊！」（Stop Sugar Shock），提供了座談會的訊息以及其他對付糖癮的相關資訊，而糖癮往往就是對汽水上癮的源頭（聯絡資訊請見第二〇一頁的「相關資源」）。

然而，或許最重要的祕訣，就只是下定決心戒掉汽水而已，不能有任何藉口或疑慮。如果你不是真心想要戒掉汽水，你就不會貫徹上述任何一項建議。但是只要真正下定決心去做一件事，你就啟動了一個難以阻擋的念頭。

軟性飲料替代品

喝了那麼久的飲料，要改成喝白開水可能會是很大的衝擊。如果你覺得很難一下子就做出這麼大的改變，也許換一種汽水的替代品，可以幫助你慢慢從飲料成癮的習慣中復原。不過，要找到合適的替代品，可能沒那麼容易，畢竟有太多飲品中都加了大量的糖。健康的身體一次可以代謝八公克或略多於兩茶匙的糖，這也是我篩選下述飲料使用的標準。我希望隨著大家開始瞭解軟性飲料對健康的危害，市面上會有更多健康飲品可以選擇。

雖然許多加味水中的含糖量大於我建議的量，不過確實還是有一些產品完全不含糖或熱量。Metromint 和 Hint 這兩個品牌就提供了以天然物質稍微調味的純水。Metromint 一如其名，是以薄荷為基本口味，再加上其他變化，例如胡椒薄荷、檸檬薄荷或巧克力薄荷。Hint 則主打水果口味，包括覆盆子萊姆、西瓜及洋梨。

雖然椰子水含有天然糖分，我還是建議可以將它當作汽水的替代品。天然因子有機椰子水（Nature Factor Organic Coconut Water）賣的椰子水就是完全不加味的，而 Zico 則在椰子水裡加入天然香料，製造出萊姆檸檬（Zico Lima Citron）、芒果（Zico Mango）及百香果（Zico Passion Fruit）等不同口味。不過因為每一瓶 Zico 的含糖量超過八公克，我要建議你一次所喝的量，不要超過我所建議的含糖量。換句話說，若一瓶四百一十毫升的飲料含有十二公克的糖，盡可能一次只喝半瓶，留一半下次再喝。這樣一來，你不只保護了自己的健康，也保護了荷包，可說是一舉數得呢！

有時你渴望的不只是軟性飲料的口味，還有它含氣的口感。如你所知，正如飲料中的甜味劑對健康有害，汽水中的二氧化碳也會對你的身體產生負面的影響。也因此，我不想直接建議含氣的替代品。然而我也瞭解，這種飲品確實可以幫助你戒掉汽水，所以如果你非得喝會冒氣的飲料，那就試試看 R.W. Knudsen Family's Sparkling Essence。他們標榜使用天然香料，例如檸檬萃取物或藍莓萃取物，也不含任何甜味劑。此外，你也可以自己選用純果汁加上碳酸水，創造出個人專屬的口味。只要確定一份果汁的含糖量不要超過八公克就好。

最後，比較有時間又想省錢的人，無咖啡因的茶飲或許正適合你。將兩個茶包放在容器裡，倒入約一公升的滾水，讓茶包浸泡至少半小時。把茶包拿掉，放入冰箱，做成清涼的冰茶（茶在冰箱中應該可以保存一個星期）。我最喜歡的口味是 Good Earth 的 Sweet and Spicy Tea（原味及有機兩種我都喜歡），還有碧蘿（Bigelow）的紅覆盆子草本茶。值得感謝的是，這裡所提到的每一種軟性飲料替代品，都可以在大部分的獨立商店或連鎖商店中買到。

社會能做的事

雖然戒癮這件事只能由你自己踏出第一步，不過第二步就能由社會提供大量的支援了。醫師、護士、營養師都應該可以出一份力，問一下病人一天喝多少汽水。這些健康照護人員應該在適當時機建議病人調整飲食。此外，負責婦女健康、兒童健康、牙齒與骨骼健康、心臟健康的機構，應該共同推動減少飲用軟性飲料的運動。他們應該向飲料公司施壓，讓他們不再以兒童及青少年為廣告對象。令人感激的是，已經有一些食品公司承諾，不在電視上對十二歲以下的兒童推銷他們的產品。我認為這是朝正確的方向踏出一步了。

另一個正面的作法，是最近建立的「校園飲料規範」(School Beverage Guidelines)，可以說現在所有的學校都遵守這項規範了。這項由健康世代聯盟（Alliance for a Healthier Generation）及美國飲料協會（American Beverage Association）共同推動的重要規範，強烈呼籲將所有含糖飲料趕出幼稚園到十二年級的校園。不過中學還是可以販賣不含熱量及低熱量的飲料，所謂低熱量飲料是指一份二百三十五毫升的產品中，熱量不超過六十大卡。[1]

遺憾的是，小朋友常參加的生日派對和其他慶祝活動，通常都會提供汽水。而大人也繼續在兒童體育活動結束後，發軟性飲料給小朋友，完全沒想到其實一瓶水和一顆橘子更能讓小朋友解渴。我瞭解主辦單位需要經費，但青少年組織不應該把自己便宜賣給飲料公司或任何垃圾食物廠商，只因為他們是出最高價的贊助商。從這類交易中受益的是組織及企業，從來就不是兒童的健康。

政府能做的事

你相信你可以用政府發的食物券去買軟性飲料嗎？糖果、洋芋片、口香糖，這些東西也都可以用食物券來買。根據農業部的資料，全國各地以食物券購買的物品中，含糖飲料佔約百分之六。這項資料代表什麼意義呢？以紐約市來說，這裡有一百七十萬人領食物券，所以紐約市政府實際上每年補助了價值七千五百萬元的含糖飲料給這些人。從這個例子就可以充分證明政府的政策亟需調整。雖然要不要終結對汽水的癮頭，改變你的人生，這個最根本的決定只能由你自己來取捨，但是政府還是可以伸出援手，制訂出相關的法律，不僅鼓勵培養健康的習慣，也不鼓勵不健康的習慣。

取消糖與玉米的補助，就是一個很好的開始。政府補助這兩項農產品，就等於是讓蔗糖及高果糖玉米糖漿等甜味劑價格低廉，進而變相鼓勵各界生產與消費便宜的含糖食品，包括汽水。喝一瓶便宜的胡椒博士就能填飽肚子，又何必花更多錢去買水果及蔬菜，對吧？遺憾的是，生產糖及玉米的人勢力龐大，對支持他們的政客提供鉅額的政治獻金，以保護他們的既得津貼。這一點必須改變。要是政府能改為補助健康的水果及蔬菜，我們都會變得更健康。

正如第七章中提到的，飲料自動販賣機簡直是無所不在。如果你是汽水成癮患者，想要在外面的世界來去自如，又不對喝飲料的習慣屈服，幾乎是不可能的事。地方政府、州政府及聯邦政府可以嘗試的作法是，在公共建築物及各公共場所廣設飲水器。這是個很簡單的概念，卻可以發揮極大的力量。只要有自動販賣機的地方，附近就應該要有飲水器。至少讓我們有個努力的機會，做出正確的選擇。

要解決軟性飲料成癮的問題，或許政府最有力的工具，就是透過稅賦。在一份哈佛大學的研究中，研究人員操縱了波士頓兩家醫院餐廳裡的汽水價格，觀察價格對汽水飲用量的影響。他們發現汽水價格增加百分之三十五時，兩家醫院的汽水銷售量都下降了百分之二十六。研究人員只宣導汽水對健康的負面影響，但沒有提高售價時，銷售量完全沒有減少。最後，既提供適當教育，也提高汽水售價，結果發現汽水銷售量降低了百分之四十四。[2]

確實有幾個州對軟性飲料增加了極小額的稅金，可是這一筆稅賦收入卻未普遍用來支援學校的健康教育課程、建造游泳池及自行車道，或進行推廣健康飲食的活動。飲料稅應該不只用來作為降低汽水消費量（進而降低健康照護成本）的手段，也應該被視為政府提高歲收、推廣健康計畫的方式。

一項針對紐約州民所做的民意測驗顯示，百分之五十二的人會支持汽水稅。進一步來看，如果稅金收入會用來資助防止肥胖的計畫，那就有百分之七十二的人會支持汽水稅。看來這個議題的呈現方式，攸關民眾對它的接受度。若開徵此稅的目的是要鼓勵健康，且稅收指定用在推廣兒童營養或預防肥胖上，這樣的汽水稅就得到最多民眾的支持[3]。從上述研究及民意調查來看，開徵汽水稅會對社會有莫大的助益。

有些地方政府已經做了正確的示範。舊金山市現在有一項正式的政策，禁止設置於公有財產上的自動販賣機販售含糖飲料，包括一般汽水、運動飲料、精力飲料及加味水。果汁必須是百分之百純果汁或蔬菜汁，不含添加糖，而無糖汽水的數量不能超過販賣物品總數的四分之一。其他城市如聖安東尼及波士頓，也追隨這股正面潮流，開始以各自的方式管制含糖飲料。

歷史告訴我們，政府的干預能夠刺激社會產生正面的改變。加州於二〇〇三年禁止在中小學販賣軟性飲料之後，很多其他州也採取了類似的行動。二〇〇六年時，相關法規也出現類似的連鎖效應，當時美國飲料協會（由主要飲料廠商所組成）主動與健康推廣團體健康世代聯盟合作，擬定了「校園飲料規範」。這項規範，正如之前提到的，將所有含糖軟性飲料從幼稚園到十二年級的校園中撤離。

除了不讓兒童喝到飲料、保護他們的健康之外，政府也採取行動，教育成人瞭解飲用汽水的危險。二〇〇九年，紐約市健康局推出大量的系列廣告，標題為「你在灌肥自己嗎？」，警告民眾飲用汽水對健康的危害。至於中央政府，最近食品藥物管理局也提議了一項規定，要求餐廳及各式餐飲店在菜單上列出食物熱量。這項政策的目的是要讓消費者更警覺到高熱量食物要付出的營養代價，而軟性飲料更是主要的高熱量食物，這也是我長久以來支持的理念。資訊可以是強而有力的盟友，而且即使我們早就知道這些事實了，在適當的時刻——例如點餐的時候——得到一點提醒，永遠是有好處的。

結論

正如對其他化學物質的依賴性一樣，汽水成癮也是很難對付的敵人。只要遵從本章提到的幾個祕訣，你就能成功終結汽水癮，擁有健康的生活，不再與不健康的甜味劑與有害的化學添加物為伍。雖然大部分的責任要你自己扛起，但是社會及政府的支持，確實是左右你順利戒除汽水癮或再度落入舊習慣的關鍵力量。儘管相關單位都已經採取行動，鼓勵更健康的生活方式，但是他們能夠做也應該做的事還有很多。所以我們還是要努力改變社會，積極參與政治，沒有時間可以浪費了。從宏觀的角度來思考，你不只是在幫助別人，也是在幫助自己。

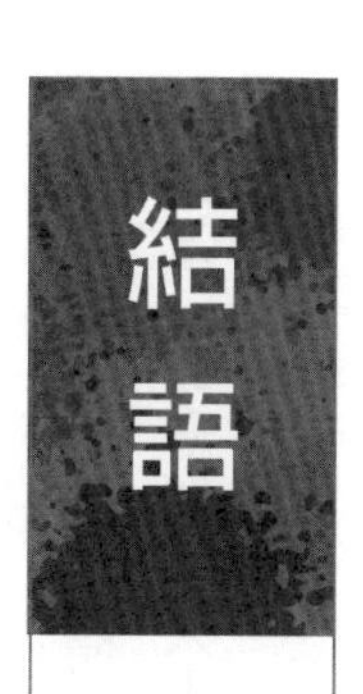

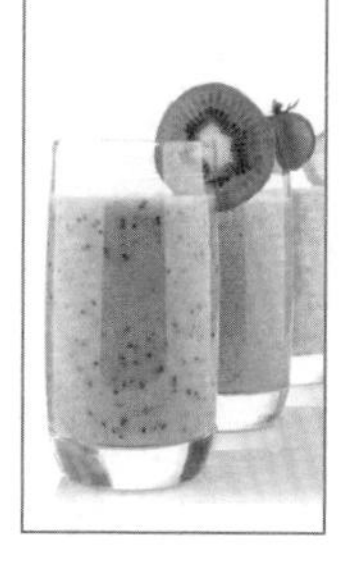

我說過很多次，知識就是力量。要維護健康，增進社會大眾的福祉，知識是最重要的因素。你必須瞭解，汽水及其他含糖飲料具有高度的成癮性，也含有許多長期攝取會引發健康問題的物質。如你所知，維持體內平衡是擁有健康身體的必要條件。汽水及其他含糖飲料會導致身體失衡，進而引發疾病。問題說起來就是這麼簡單。但是問題一旦形成，就沒有那麼容易解決，更何況還有很多外在力量處處阻撓，我只希望關於汽水行銷的資訊（見第七章），已經幫助你瞭解企業可以用多少種方法來操縱你，可以花多少錢來說服你買下最後很可能會造成你痛苦終結生命的產品。我再怎麼說都覺得不夠：知識就是力量。於是最後，我寫了《致命的飲料》，賦予你力量。

如果你是飲料成癮者，但願你現在已擁有足夠的知識來終結這個習慣。如果你還未上癮，那更好，你可以趁自己在上癮之前就先改變作法。最重要的是，除了得到關於汽水的新知識外，你還要瞭解，你並不孤單。以我來說，飲料只構成我不健康的甜食癮的一小部分而已（我以前比較瘋巧克力），不過若沒有戒掉汽水，我也不可能擁有健康。而且，即使我以前喝的汽水量已經很有限了，要將它完全趕出我的生活，也非常困難。我的重點是，很多人都遇到跟你現在一樣的問題，也有很多人已經戰勝它了。你可以破除對汽水的渴望。你可以不再半夜去開冰箱。很多人都克服了這個難纏的癮頭，你也辦得到。含糖飲料已經被證實跟各種疾病有關，包括過敏，甚至癌症。你可以選擇健康，選擇迴避不健康的含糖飲料。你現在知道有一些辦法可以幫助你永遠將這些害人生病的飲料從你的生活中趕出去。你也知道，當你跟社會及政府一起努力，成功就不只是可能，而是非常可能。事實是，你不再是打開這本書之前那個無助的受害者。現在你讀了《致命的飲料》，你有了知識，也就有了力量。發揮這份力量，改變你的人生，也改變這個國家的健康——也許連全世界的健康也一起改變。

名詞解釋

＊依中文筆劃排列

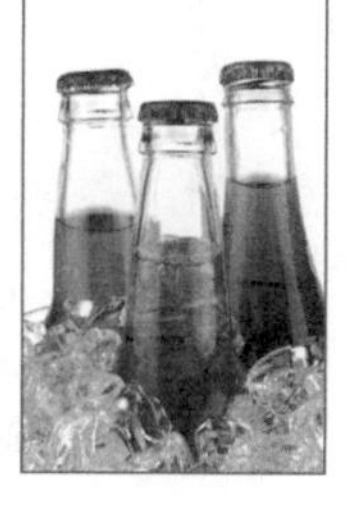

【四劃】

升糖指數（glycemic index, GI）——一種數字標示法，評估食物引發血糖濃度上升的速度。

【五劃】

代謝症候群（metabolic syndrome）——各種症狀的集合，包括肥胖、高血壓、胰島素抗性等，為心臟病、中風、糖尿病等更嚴重疾病的徵兆。

【六劃】

全身型過敏反應（anaphylaxis; anaphylactic shock）——對環境中某種物質產生的嚴重過敏反應，幾乎是接觸過敏原的當下就會立刻發作，症狀包括發癢、心悸、暈眩、吞嚥困難、呼吸困難。過敏反應最嚴重的案例，是會導致呼吸道完全閉合、休克及死亡。

【七劃】

尿酸（uric acid）——嘌呤代謝的終產物。肉類及肉類製品中含有大量嘌呤。

妥瑞症（Tourette syndrome）——一種神經系統的障礙症，特徵是多重肢體（動作）抽搐及至少一種聲音（語音）抽搐，時好時壞。發病原因與基因及環境都有關係。

低血鉀症（hypokalemia）——血液中含鉀量過低的狀況，通常會導致肌肉無力。

抗壞血酸（ascorbic acid）——一種維生素C，不只能恢復部分飲料在製造過程中損失的營養價值，也能當作抗氧化劑，有助於改善飲料的色澤與味道。

妊娠糖尿病（gestational diabetes）——先前未診斷出糖尿病的婦女在懷孕期間出現高血糖的狀況，通常會在生產後恢復正常。

身體質量指數（body mass index, BMI）——表示一個人體脂肪多寡的數字，由個人的身高體重計算得來。

【八劃】

果糖（fructose）——蔬果中常見的簡單糖類，完全由肝臟代謝。

阿斯巴甜（Aspartame）——一種含有甲醇與天冬胺酸及苯丙胺酸兩種氨基酸的人工甜味劑。

【九劃】

食道（esophagus）——由肌肉管加上黏膜組成的器官，連接喉嚨與胃部。

食品添加劑（food additive）——加入食物中以保存風味，或提昇口味與外觀的合成或天然物質。

苯甲酸鈉（sodium benzoate）——飲料廠商用來防止霉菌或細菌等有機物在產品中滋生的防腐劑，與抗壞血酸同時使用且遇到高溫時，就會產生苯這種致癌物質。

【十劃】

紐甜（neotame）——化學成分與阿斯巴甜類似的人工甜味劑，但不會產生苯丙氨酸。

麥芽糊精（maltodextrin）——一種容易消化的碳水化合物，通常以玉米澱粉製成，用來讓奶昔變甜，並做為食品添加劑。具高升糖指數，可能破壞體內平衡。

骨質疏鬆（osteoporosis）——骨質或骨骼組織的損耗，導致骨骼變脆或變軟。

退化性疾病（degenerative disease）——以組織、器官或身體功能退化為主要特徵的疾病。

胰島素抗性（insulin resistance）——身體內的胰島素代謝糖的效率降低的狀

況。胰臟為了要降低血糖值，就只好分泌更多胰島素進入血液中，繼而讓身體失去平衡，導致糖尿病。

神經傳導物質（neurotransmitter）——體內的化學信使，負責在細胞間傳遞訊息。

高果糖玉米糖漿（high-fructose corn syrup）——從玉米提煉而來的甜味劑，加工過程增加了果糖含量。幾乎用在所有加工食品及飲料中，包括軟性飲料、蕃茄醬、優格、餅乾及沙拉醬。

【十一劃】

甜菊糖（stevia、steviol glycosides）——以甜菊葉製成的天然代糖，不會影響到血糖濃度。

【十二劃】

痛風（gout）——因為高尿酸而引發的疾病，症狀包括關節發炎，尤其是手部及足部的關節。

發炎（inflammation）——身體某處出現紅、腫、疼痛及功能失常的狀況。

結晶果糖（crystalline fructose）——用玉米加工而成的甜味劑，成分幾乎完全是果糖。

【十三劃】

葡萄糖（glucose）——存在於大多數膳食碳水化合物中的簡單糖類，是身體的主要能量來源。

【十四劃】

蔗糖（sucrose）——由甜菜或甘蔗提煉的糖，含有等量的葡萄糖及果糖這兩種簡單糖類。亦稱餐用砂糖。

蔗糖素（sucralose）——一種人工甜味劑，身體無法分解，也因此不含熱量。

瘦激素（leptin）——由脂肪組織所製造的激素，能夠協助控制食慾，在脂肪代謝上扮演了重要的角色，也跟血液細胞發育、血管形成及免疫功能有關。

酸鹼值（pH）——測量溶液酸度或鹼度的方法。

【十五劃】

醋磺內酯鉀（acesulfame potassium、acesulfame K、ace K）——用乙醯乙酸（一種弱酸）加上鉀製造出來的人工甜味劑。

【十六劃】

糖精（saccharin）——比蔗糖更甜、但身體無法代謝的人工甜味劑。

糖醇（sugar alcohols）——主要由玉米澱粉製成的甜味劑，與人工甜味劑合用，增加甜味及風味。雖然它的化學結構類似糖和醇，但既不是糖，也不是醇。

機能飲料（functional beverage）——一種為了解渴以外的特定目的而設計的飲料。機能飲料通常會加入非傳統使用的成分，包括草本植物、維生素、礦物質、氨基酸等，視目的而定。運動飲料、精力飲料及加味水都算是機能飲料。

【十八劃】

檸檬酸（citric acid）——在柑橘類水果及莓果中自然產生的酸。會被加入水果口味的軟性飲料中，增加飲料的味道，也做為防腐劑使用。

檸檬酸鈉（sodium citrate）——一種檸檬酸鈉鹽，常連同檸檬酸一起使用，以調節汽水的酸度。它還能讓脂肪或能溶於油脂的化合物在液體中乳化。

【十九劃】

磷酸（phosphoric acid）——讓汽水有強烈的氣味並保留二氧化碳的化學物質。

雙酚A（bisphenol A）——用來製造聚碳酸酯塑膠（polycarbonate plastics）以及環氧樹脂（epoxy resins）的化學物質，最常用在飲料瓶、奶瓶及鋁罐內層，遇到高溫或酸性液體時，就會從容器中釋出。雙酚A累積在人體中，會破壞正常的荷爾蒙功能，引起健康問題。孩童對這種化學物質特別敏感。

【二十三劃】

體內平衡（homeostasis）——生物調節體內環境，以維持平衡狀態的能力。這種能力持續受損時，疾病就會趁虛而入。

【二十四劃】

癲癇（epilepsy）——由於腦部神經細胞放電的頻率比正常值高出四倍而導致重複發作的障礙症。

相關資源

*依中文筆劃排列

雖然戒除汽水和其他含糖飲料可能是你這輩子做過最困難的一件事，還是有很多資源可以幫助你達成目標。以下團體與組織、資訊豐富的網站以及推薦的產品，都可以幫助你事半功倍。

團體與組織

【四劃】

公眾利益科學中心 Center for Science in the Public Interest (CSPI)

地址：1220 L Street NW, Suite 300 Washington, DC 20005

電話：202-332-9110

網址：www.cspinet.org

從一九七一年起，公眾利益科學中心就是營養與健康、食品安全、酒精政策，以及健全科學等的強力擁護者。中心的努力重點是教育大眾，支持政府在健康及環境議題上制訂與科學證據一致的政策，制衡產業對公眾意見及政策的強大影響力。

【五 劃】

可能的任務國際世界健康中心 Mission Possible World Health International

地址：9270 River Club Parkway Duluth, GA 30097

電話：770-242-2599

網址：www.mpwhi.com

由貝蒂・馬提尼博士創立，旨在宣導阿斯巴甜的致命副作用。該組織的網頁上有很多關於阿斯巴甜的資訊。

【八 劃】

阿斯巴甜消費者安全網絡 Aspartame Consumer Safety Network (ACSN)

地址：PO Box 2001 Frisco, TX 75034

電話：214-387-4001

網址：www.aspartamesafety.com

成立於一九八七年，致力宣導攝取阿斯巴甜的危險性。該組織的網站上有很多關於這種人工甜味劑及其副作用的新聞、經同行審查的研究以及個人故事。

【九劃】

食癮無名會 Food Addicts Anonymous (FAA)

地址：529 NW Prima Vista Boulevard, # 301A Port St. Lucie, FL 34983

電話：561-967-3871

網址：www.foodaddictsanonymous.org

食癮無名會認為，對食物及（或）飲料上癮，是一種生物化學障礙症，並提供十二步驟法來對抗這種疾病。該會透過健全的營養建議、禁食成癮產品，以聚會方式實行十二步驟法等方式來幫助會員克服成癮症。全球各地都有相關聚會。亦提供線上及電話支援。完全不收費。

食癮復原會 Recovery from Food Addiction (RFA)

地址：PO Box 35543 Houston, TX 77235

電話：713-673-2848
網址：www.recoveryfromfoodaddiction.org

食癮復原會的重點，是戒除糖、麵粉以及各種形式的小麥製品。該組織同樣以十二步驟法為基礎，透過聚會幫助會員戒除這些添加食品。全美各地都有聚會，無須費用。

食癮復原無名會 Food Addicts in Recovery Anonymous (FA)

地址：400 W. Cummings Park, Suite 1700 Woburn, MA 01801
電話：781-932-6300
網址：www.foodaddicts.org

以戒酒無名會的十二步驟法為運作基礎的食癮復原無名會，為一國際性組織，歡迎任何想要尋求協助，克服食癮及（或）飲料癮的人入會。無須費用，世界各地都有聚會。

相關資訊網站

Splenda 的真相 The Truth About Splenda

www.truthaboutspenda.com

這個由糖業協會提供的網站，可說是人工甜味劑蔗糖素的情報交換中心。蔗糖素更廣為人知的是 Splenda 這個品牌名稱。此網站呼籲各界注意 Splenda 的安全性，並提供一些方法，採取行動讓這種甜味劑的真相浮上檯面。

南西・艾波頓博士 Nancy Appleton, PhD

www.nancyappleton.com

此網站由健康擁護者南西・艾波頓博士發起，針對糖的危險性提供豐富的資訊。網站內容包括一個測試你是否是甜食狂的小測驗、列出糖有害健康的一百四十一個理由、各種健康食譜、艾波頓博士推薦的書及光碟等等。

甜蜜的毒物 Sweet Poison

www.sweetpoison.com

這是「阿斯巴甜解毒計畫」（Aspartame Detoxification Program）的創辦人珍妮特．史達．霍爾（Janet Starr Hull）經營的網站。珍妮特曾被診斷出葛瑞夫茲病（Grave's disease），這是一種可能致命的甲狀腺失調，又稱突眼性甲狀腺腫，當時她相信她其實是中了阿斯巴甜的毒才發病的，因為阿斯巴甜中毒的症狀跟葛瑞夫茲病很像。照著她自創的解毒計畫進行三十天後，珍妮特就恢復健康了。她的網站對阿斯巴甜的害處、解毒方針等等提供了重要的資訊。

紐甜毒性資訊中心 neotame Toxicity Information Center

www.holisticmed.com/neotame

由整體醫療網（Holistic Healing Web Page）主持，是一個線上資源中心，目的在揭露紐甜不健康的本質。紐甜是一種化學成分與阿斯巴甜類似的人工甜味劑。

停止糖的衝擊！Stop Sugar Shock!

www.sugarshock.com

本網站由《糖的衝擊！》作者康妮・班奈特主持，旨在幫助人終結糖癮。網站上有許多連結提供了便利的日常祕訣、能增進知識的有趣測驗，還有一個由康妮設計的課程，教人永遠不再吃糖的辦法。

凱伊・謝帕德 Kay Sheppard

www.kaysheppard.com

謝帕德是有執照的心理健康諮詢師及合格認證的飲食失調專家，在全世界主持食癮患者工作坊。她以自創的「復原飲食計畫」，幫助很多人消除對糖、咖啡因、碳水化合物等物質的渴望。她的網站除了提供飲食計畫的資訊外，還提供了線上聚會、工作坊及諮詢。

蔗糖素毒性資訊中心 Sucralose Toxicity Information Center

www.holisticmed.com/splenda

由整體醫療網（Holistic Healing Web Page）主持，是一個線上資源中心，目的在揭露蔗糖素的毒性。蔗糖素是一種人工甜味劑，以 Splenda 為品名販售。

營養資訊站 Nutrition Data

www.nutritiondata.com

自從二〇〇三年創立以來，「Nutrition Data」已經成為網路上最權威與最實用的營養分析資訊來源。「Nutrition Data」的永續目標，是在營養及健康生活型態方面，提供最正確也最廣泛的資訊。

推薦的飲料廠商

Good Earth Teas

地址：890 Mountain Avenue, Suite 105 New Providence, NJ 07974

電話：888-625-8227

網址：www.goodearth.com

「Good Earth」是最早經營草本茶的公司之一，也是特殊茶的領導廠商。他們提供各種不同口味的茶包，使用各式健康成分，例如薑根、番木瓜及香茅。

Hint, Inc.

電話：866-895-HINT (4468)

網址：www.drinkhint.com

這家公司有個口號，叫「喝水，不喝糖」。Hint 生產的飲料是稍微加味的純水。不加糖、無防腐劑，也無熱量，有各種口味。

R.W. Knudsen Family

地址：1 Strawberry Lane Orrville, Ohio 44667

電話：888-569-6993

網址：www.rwknudsenfamily.com

這家公司生產的加味碳酸水飲料稱為「Sparking Essence」，只含有氣泡礦泉水及檸檬、薄荷、黃瓜等精華，不含人工添加物或額外添加糖。

Soma Beverage Company, LLC

地址：PO Box 885462 San Francisco, CA 94188

電話：415-979-0781

網址：www.metromint.com

這家公司生產 Metromint ——各種口味的純水，但是都標榜使用薄荷香精。他們的產品不加糖，沒有人工成分，也不含人工香料。

Zico

地址：643 Cypress Avenue Hermosa Beach, CA 90254

電話：866-SAY-ZICO (729-9426)

網址：www.zico.com

這家公司出品的 Zico Natural 是取自小椰子的百分之百椰子水。不含添加糖、脂肪或膽固醇，因為含有電解質，所以建議可以當作運動飲料的替代品。

碧蘿茶 Bigelow Tea

地址：R.C. Bigelow, Inc. 201 Black Rock Turnpike Fairfield, CT 06825

電話：888-244-3569

網址：www.bigelowtea.com

碧蘿公司生產各種高品質的紅茶、綠茶及草本茶。大部分的雜貨店都買得到。

愛德華父子貿易公司 Edward & Sons Trading Company, Inc.

地址：PO Box 1326 Carpinteria, CA 93014

電話：805-684-8500

網址：www.edwardandsons.com

這家公司提供了「天然因子有機椰子水」，這是全球第一個認證的有機椰子水。

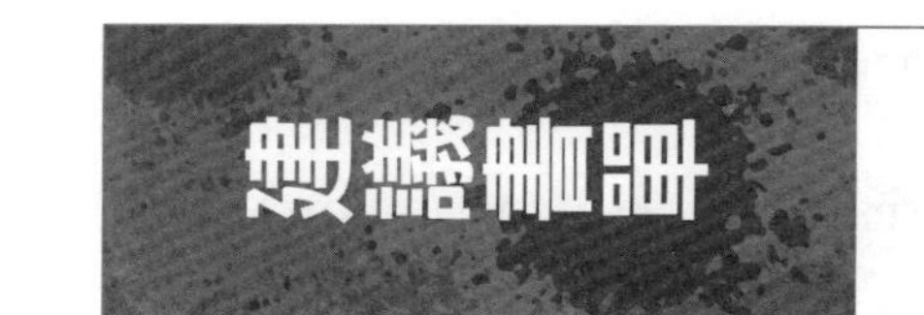

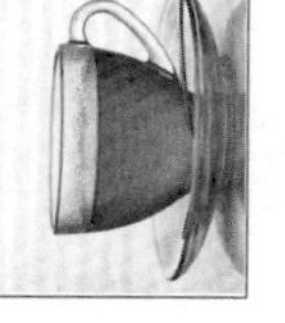

1.《絕對禁食》，謝帕德著（*Absolutely Abstinent* by Kay Sheppard. Palm Bay, FL: KSI, 2006.）

2.《阿斯巴甜病：被忽略的流行病》，羅伯茲著（*Aspartame Disease: An Ignored Epidemic* by H.J. Roberts. West Palm Beach, FL: Sunshine Sentinel Press, 2001.）

3.《致命的騙局——阿斯巴甜的故事》，史塔德著（*Deadly Deception–Story of Aspartame* by Mary Nash Stoddard. Dallas, TX: Odenwald Press, 1998.）

4.《興奮性神經毒素：致命的味道》，布雷洛克著（*Excitotoxins: The Taste That*

Kills by Russell L Blaylock, MD. Santa Fe, NM: Health Press, 2006.）

5. 《食癮：身體都知道》，謝帕德著（*Food Addiction: The Body Knows* by Kay Sheppard. Deerfield Beach, FL: Health Communications, Inc, 1993.）

6. 《食癮：逐步治療》，謝帕德著（*Food Addiction: Healing Day by Day* by Kay Sheppard. Deerfield Beach, FL: Health Communications, Inc, 2003.）

7. 《從第一口開始》，謝帕德著（*From the First Bite* by Kay Sheppard. Deerfield Beach, FL: Health Communications, Inc, 2000.）

8. 《糖癮》，艾波頓著（*Lick the Sugar Habit* by Nancy Appleton, PhD. New York: Avery, Penguin Group Inc, 1995.）

9. 《營養與生理退化》，普萊斯著（*Nutrition and Physical Degeneration* by Weston Price, MD. La Mesa, CA: Price-Pottenger Nutrition Foundation, 2008.）

10. 《波廷格的貓》，波廷格著（*Pottenger's Cats* by Francis Pottenger, Jr., MD.

Las Mesa, CA: Price-Pottenger Nutrition Foundation, 1995.）

11. 《糖的恐怖真相》，艾波頓、賈可伯斯著（*Suicide by Sugar* by Nancy Appleton, PhD. and G.N. Jacobs. Garden City Park, NY: Square One Publishers, 2009.）

12. 《甜蜜的騙局：為何 Splenda、NutraSweet 和食品藥物管理局可能危害你的健康》，莫科拉、皮爾薩爾著（*Sweet Deception: Why Splenda, NutraSweet, and the FDA May Be Hazardous to Your Health* by Dr. Joseph Mercola and Dr. Kendra Degen Pearsall. Nashville, TN: Nelson Books, 2006.）

13. 《甜蜜的毒藥：全世界最受歡迎的人工甜味劑如何害死人——我的故事》，霍爾著（*Sweet Poison: How the World's Most Popular Artificial Sweetener is Killing Usy–My Story* by Janet Starr Hull. Far Hills, NJ: New Horizons Press, 2001.）

14. 《如何避開甜味劑的陷阱》，杭特著（*The Sweetener Trap & How to Avoid It*

by Beatrice Trum Hunter. Laguna Beach, CA: Basic Health Publications, 1982.）

15. 《身體的智慧》，坎農著（*The Wisdom of the Body* by Walter B. Cannon, MD, PhD. (2nd Ed.) New York: Bantam Books, 1981.）

16. 《自己的身體是最好的醫生》，佩吉著（*Your Body Is Your Best Doctor* by Melvin Page, DDS and H. Leon Abrams, Jr. New Canaan, CT: Keats Publishing, 1972.）

附 註

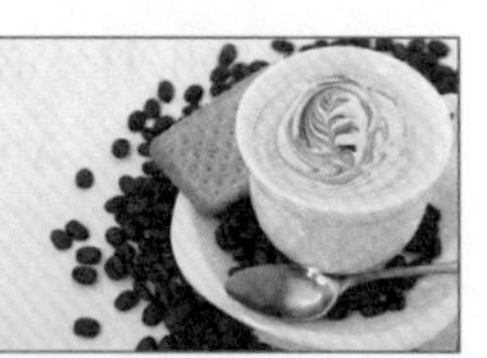

第一章

1. Economic Research Service (ERS), United States Department of Agriculture (USDA). Food Availability (Per Capita) Data System. www.ers.usda.gov

第三章

1. Bocarslly, M.E, et al. “High-fructose corn syrup causes characteristics of obesity in rats: increased body weight, body fat and triglyceride levels.” *Pharmacol Biochem Behav* 2010; 97(1): 101-106.
2. Koehler, S. and Glaros, A. “The Effect of Aspartame on Migraine Headache.” *Headache: The Journal of Head and Face Pain* 2006; 28(1): 10-14.
3. Ciappuccini, R, et al. “Aspartame-induced fibromyalgia, an unusual but curable cause of chronic pain.” *Clin Exp Rheumatol* 2010; 28 (6, suppl. 63): S131-S133.

4. Mitchell, H. *Sweeteners and Sugar Alternatives in Food Technology*. Ames, IA: Blackwell Publishing Professional, 2006.
5. "Artificial Sweeteners. Aspartame: What is the Negative Side?" www.mednet.com
6. Geuns, J.M. "Stevioside." *Phytochemistry* 2003; 34(5): 913-921.
7. Chan, P.C, at al. "Toxicity and Carcinogenicity Studies of 4-Methylimidazole in F344/N Rats and B6c3f1 Mice." *Arch Toxicol* 2008; 82(1): 45-53.
8. "Caramel Coloring in Soda: What You Should Know about This Innocent-Sounding Ingredient." www.huffingtonpost.com

第四章

1. Heckman, M.A, et al. "Energy Drinks: An Assessment of Their Market Size, Consumer Demographics, Ingredient Profile, Functionality, and Regulations in the United States." *Comprehensive Reviews in Food Science and Food Safety* 2010; 9(3): 203-307.
2. "Bottled tea beverages may contain fewer polyphenols than brewed tea." American Chemical Society (2010, August 23). http://www.portal.acs.org/portal/asc/corg/content

第五章

1. Fass, R, et al. "Predictors of heartburn during sleep in a large prospective cohort study." *Chest* 2005; 127(5): 1658-1666.
2. Beyer, P, et al. "Fructose intake at current levels in the United States may cause gastrointestinal distress in normal adults." *Journ Am Diet Assoc* 2005; 105(10): 1559-1566.
3. Petrus, M, et al. "Asthma and intolerance to benzoates." *Arch Pediatr* 1996; 3(10):984–987.
4. Tarlo, S.L, et al. "Asthma and anaphylactoid reactions to food additives." *Canadian Family Physician* 1993; 39: 1119-1123.
5. "Sugar Intake Linked to Kids' Asthma?" www.webmd.com
6. Tarlo, S.L, et al. "Asthma and anaphylactoid reactions to food additives." *Canadian Family Physician* 1993; 39: 1119-1123.
7. Warburg, O, et al. "The metabolism of tumors in the body." *J Gen Physiol* 1927; 8(6): 519-530.
8. Harry, V.N, et al. "Use of new imaging techniques to predict tumor response to therapy." *Lancet Oncol* 2010; 11(1): 92-102.
9. Larsson S.C, et al. "Consumption of sugar and sugar-sweetened foods and the risk of pancreatic cancer in a prospective study." *Am J Clin Nutr* 2006; 84(5): 1171-1176.
10. Chan, J.M, et al. "Sweets, sweetened beverages, and risk of

pancreatic cancer in a large population-based case-control study." *Cancer Causes Control* 2009; 20(6): 835-846.

11. Schernhammer, E.S, et al. "Sugar-sweetened soft drink consumption and risk of pancreatic cancer in two prospective cohorts." *Cancer Epidemiol Biomarkers Prev* 2005; 14(9): 2098-2105.
12. Mueller, N.T, et al. "Soft drink and juice consumption and risk of pancreatic cancer: the Singapore Chinese Health Study." *Cancer Epidemiol Biomarkers Prev* 2010; 19(2): 447-455.
13. Hui, H, et al. "Direct spectrophotometric determination of serum fructose in pancreatic cancer patients." *Pancreas* 2009; 38(6): 706-712.
14. Campbell, P.T, et al. "Dietary patterns and risk of incident gastric adenocarcinoma." *Am J Epidemiol* 2008; 167(3): 295-304.
15. Lamkin, D.M, et al. "Glucose has prognostic value in ovarian cancer." *Cancer* 2009; 115(5): 1021-1027.
16. Key, T.J, et al. "Carbohydrates and cancer: an overview of the epidemiological evidence." *Eur J Clin Nutr* 2007; 61 (suppl. 1): S112-S121.
17. Vanderloo, M.J. "Effects of lifestyle on the onset of puberty as determinant for breast cancer." *Eur J Cancer Prev* 2007; 16(1): 17-25.
18. Johnson, R.K, et al. "Dietary sugars intake and

cardiovascular health: a scientific statement from the American Heart Association." *Circulation* 2009; 120(11): 1101-1120.

19. Van Horn, L, et al. "Translation and Implementation of Added Sugars Consumption Recommendations: A Conference Report from the American Heart Association Added Sugars Conference 2010." *Circulation* 2010; 122(23): 2470-2490.
20. "The Heart Truth drives awareness throughout American Heart Month." www.nhlbi.nih.gov
21. Lyadurai, S.J, et al. "New-onset seizures in adults: possible association with consumption of popular energy drinks." *Epilepsy* 2007; 10(3): 504-508.
22. Lars, L, et al. "Consumption of Soft Drinks and Hyperactivity, Mental Distress, and Conduct Problems among Adolescents in Oslo, Norway." *Am J Public Health* 2006; 96(10): 1815-1820.
23. Lipton, R.B, et al. "Aspartame as a dietary trigger of headache." *Headache* 1989; 29(2): 90-92.
24. Müller-Vahl, K.R, et al. "The influence of different food and drink on tics in Tourette syndrome." *Acta Paediatr* 2008; 97(4): 442-446.
25. Davis, R.E, et al. "Childhood Caffeine Tic Syndrome." *Pediatrics* 1998; 101(6): E4.
26. Nguyen, S, et al. "Sugar-sweetened beverages, serum uric

acid and blood pressure in adolescents." *J Pediatr* 2009; 154(6): 807-813.

27. Choi, H.K, et al. "Soft Drinks, Fructose Consumption and the Risk of Gout in Men: Prospective Cohort Study." *BMJ* 2008; 336(7639): 309-312.
28. Winkelmayer, W.C, et al. "Habitual caffeine intake and the risk of hypertension in women." *JAMA* 2005; 294(18): 2330-2335.
29. Ferder, L, et al. "The role of high-fructose corn syrup in metabolic syndrome and hypertension." *Curr Hypertens Rep* 2010; 12(2): 105-112.
30. Tsimihoimos, V, et al. "Cola induced hypokalaemia: pathophysiological mechanisms and clinical implications." *Int J Clin Pract* 2009; 63(6): 900-912.
31. Dhingra, R, et al. "Soft drink consumption and risk of developing cardiometabolic risk factors and the metabolic syndrome in middle-aged adults in the community." *Circulation* 2007; 116(5): 480-488.
32. Abid, A, et al. "Soft drink consumption is associated with fatty liver disease independent of metabolic syndrome." *J Hepatol* 2009; 51(5): 918-924.
33. Cohen, D.A, et al. "Not enough fruit and vegetables or too many cookies, salty snacks, and soft drinks?" *Public Health Rep* 2010; 125(1): 88-95.
34. Davis, B. and Carpenter, C. "Proximity of fast-food

restaurants to schools and adolescent obesity." *Am J Public Health* 2009; 99(3): 505-510.

35. Downs, S.M, et al. "Associations among the food environment, diet quality and weight status in Cree children in Québec." *Public Health Nutr* 2009; 12(9): 1504-1511.
36. Babey, S.H, et al. "Bubbling over: soda consumption and its link to obesity in California." *Policy Brief UCLA Cent Health Policy Res* 2009; (PB2009-5): 1-8.
37. Bocarsly, M.E, et al. "High-fructose corn syrup causes characteristic of obesity in rats: increased body weight, body fat and triglyceride levels." *Pharmacology Biochemistry and Behavior* 2010; 97(1): 101-106.
38. Elliott, S.S, et al. "Fructose, weight gain, and the insulin resistance syndrome." *Am J Clin Nutr* 2002; 76(5): 911-922.
39. Bray, G.A, et al. "Consumption of high-fructose corn syrup in beverages may play a role in obesity." *Am J Clin Nutr* 2004; 79(4): 537-543.
40. Swithers, S, et al. "A Role for Sweet Taste: Calorie Predictive Relations in Energy Regulation by Rats." *Behav Neurosci* 2008; 122(1): 161-173.
41. Hu, F.B. and Malik, V.S. "Sugar-sweetened beverages and risk of obesity and type 2 diabetes: Epidemiologic evidence." *Physiol Behav* 2010; 100(1): 47-54.
42. Jensen, T.K, et al. "Caffeine intake and semen quality in a population of 2,254 young Danish men." *Am J Epidemiol*

2010; 171(8): 883-891.

43. Halldorsson, T.I, et al. "Intake of artificially sweetened soft drinks and risk of preterm delivery: a prospective cohort study of 59,334 Danish pregnant women." *Am J Clin Nutr* 2010; 92(3): 626-633.
44. Ismail, A. "The cariogenicity of soft drinks in the United States." *J Am Dent Assoc* 1984; 109(2): 241-245.
45. Heller, K.E, et al. "The amazing statistics and dangers of soda pop." *J Dent Res* 2002; 80(10): 1949-1952.
46. Lim, S, et al. "Cariogenicity of soft drinks in low-income African-American children: a longitudinal study." *J Am Dent Assoc* 2008; 139(7): 959-67.
47. Mahmood, M, et al. "Health effects of soda drinking in adolescent girls in the United Arab Emirates." *J Crit Care* 2008; 23(3): 434-440.
48. Tucker, K.L, et al. "Colas, but not other carbonated beverages, are associated with low bone mineral density in older women: The Framingham Osteoporosis Study." *Am J Clin Nutr* 2006; 84(4): 936-942.
49. Washington Post February 27, 2001; Page HE10.
50. Barrett-Connor, E, et al. "Coffee-associated osteoporosis offset by daily milk consumption. The Rancho Bernardo Study." *JAMA* 1994; 271(4): 280-283.
51. Cummings, B.P, et al. "Dietary fructose accelerates the development of diabetes in UCD-T2DM rats: amelioration

by the antioxidant, alphalipoic acid." *Am J Physiol Regul Integr Comp Physiol* 2010; 298(5): R1343-R1350.

52. Bolton, S, et al. "A pilot study of some physiological and psychological effects of caffeine." *Journal Orthomolecular Psychiatry* 1984; 13(1): 1-7.
53. Petrie, H.J, et al. "Caffeine ingestion increases the insulin response to an oral-glucose-tolerance test in obese men before and after weight loss." *J Clin Nut* 2009; 80(1): 22-28.
54. Chen, L, et al. "Prospective study of pre-gravid sugar-sweetened beverage consumption and the risk of gestational diabetes mellitus." *Diabetes Care* 2009; 32(12): 2236-2241.
55. Ventura, E, et al. "Reduction in risk factors for type 2 diabetes mellitus in response to a low-sugar, high-fiber dietary intervention in overweight Latino adolescents." *Arch Pediatr Adolesc Med* 2009; 163(4): 320-327.
56. Brown, R.J, et al. "Ingestion of diet soda before a glucose load augments glucagons like peptide-1 secretion." *Diabetes Care* 2009; 32(12): 2184-2186.
57. Shuster, J, et al. "Soft drink consumption and urinary stone recurrence: a randomized prevention trial." *J Clin Epidemiol* 1992; 45(8): 911-916.
58. Saldana, T.M, et al. "Carbonated beverages and chronic kidney disease." *Epidemiology* 2007; 18(4): 501-506.
59. Dasgupta, J, et al. "Enhancement of rat bladder contraction by artificial sweeteners via increased extracellular Ca2+

influx." *Toxicology and Applied Pharmacology* 2006; 217(4): 221-224.

以下所列之引用文獻編號即第 131 頁「汽水及其他含糖飲料破壞健康的三十一種方式」中之條目編號；部份條目引用的文獻不只一篇。

1. Vasanti, S, et al. "Intake of sugar-sweetened beverages and weight gain: a systematic review." *Am J Clin Nutr* (2006); 84(2): 274-288.
   Rezazadeh, A. and Rashidkhani, B."The association of general and central obesity with major dietary patterns of adult women living in Tehran, Iran." *J Nutr Sci Vitaminol* (2010); 56(2): 132-138.
2. Abid, A. et al. "Soft drink consumption is associated with fatty liver disease independent of metabolic syndrome." *J Hepatol* (2009); 51(5): 918-924.
3. Griffiths, R.R. and Vernotica, E. B. "Is caffeine a flavoring agent in cola soft drinks?" *Arch Fam Med* (2000); 9(8): 727-734.
4. Lopez-Garcia, E, et al. "Major dietary patterns are related to plasma concentrations of markers of inflammation and endothelial dysfunction." *Am J Clin Nutr* (2004); 80(4): 1029-1035.
5. Nathias, B, et al. "Sugar-Sweetened Beverages, Weight Gain,

and Incidence of Type 2 Diabetes in Young and Middle-Aged Women." *JAMA* (2004); 292(8): 927-934.

6. Dhingra, R, et al. "Soft Drink Consumption and the Risk of Developing Cardiometabolic Risk Factors and the Metabolic Syndrome in Middle-Aged Adults in the Community." *Circulation* (2007); 116: 457.
7. Ehlen, L.A, et al. "Acidic beverages increase the risk of in vitro tooth erosion." *Nut Research* (2008); 28(5): 299-303.
8. Tucker, K.L, et al. "Colas, but not other carbonated beverages, are associated with low bone mineral density in older women: The Framingham Osteoporosis Study." *Am J Clin Nutr* (2006); 84(4): 936-942.
9. Hak, A.E. and Choi, H.K. "Lifestyle and Gout." *Curr Opin Rheumatol* (2008); 20(2): 179-186.
10. Bever, P.L, et al. "Fructose intake at current levels in the United States may cause gastrointestinal distress in normal adults." *J Am Diet Assoc* (2005); 105(10): 1559-1566.
11. Hering-Hanit, R. and Gadoth, N. "Caffeine-induced headache in children and adolescents." *Cephalalgia* (2003); 23(5): 332-335.
12. Høstmar, A.T. and Tomten, S.E. "Cola intake and serum lipids in the Oslo Health Study." *Appl Physiol Nutr Metab* (2009); 34(5): 901-906.
13. Dhingra, R, et al. "Soft Drink Consumption and Risk of Developing Cardiometabolic Risk Factors and the Metabolic

Syndrome in Middle-Aged Adults in the Community." *Circulation* (2007); 116(5): 480-488.

14. Griffiths, R.R. and Vernotica, E. B. "Is caffeine a flavoring agent in cola soft drinks?" *Arch Fam Med* (2000); 9(8): 727-734.
15. Dasgupta, J. "Enhancement of rat bladder contraction by artificial sweeteners via increased extracellular Ca2+ influx." *Toxicol Appl Pharmacol* (2006); 217(2): 216-224.
16. Mueller, N.T, et al. "Soft Drink and Juice Consumption and Risk of Pancreatic Cancer: The Singapore Chinese Health Study." *Cancer Epidemiology Biomarkers & Prevention* (2010); 19(2): 447.
17. Mahmood, M, et al. "Health effects of soda drinking in adolescent girls in the United Arab Emirates." *J Crit Care* (2008); 23(3): 434-440.
18. Halldorsson, T.H, et al. "Intake of artificially sweetened soft drinks and risk of preterm delivery: a prospective cohort study of 59,334 Danish pregnant women." *Am J Clin Nutr* (2010); 10: 3945.
    Choi, H.K, et al. "Soft drinks, fructose consumption, and the risk of gout in men: prospective cohort study." *BMJ* (2008); 336(7639): 309-312.
19. Davis, R.E. and Osorlo, I. "Childhood Caffeine Tic Syndrome." *Pediatrics* (1988); 101(6): e4.
20. Chen, L, et al. "Prospective Study of Pre-Gravid Sugar-

Sweetened Beverage Consumption and the Risk of Gestational Diabetes Mellitus." *Diabetes Care* (2009); 32(12): 2236.

21. Packer, C.D. "Chronic hypokalemia due to excessive cola consumption: a case report." *Cases J* (2008); 1(1): 32.
22. "Eating High Levels of Fructose Impairs Memory in Rats." www.sciencedaily.com
23. Kirdpon, W, et al. "Soft drink consumption and urinary stone." *J Clin Epidem* (1992); 45: 911-916.
24. Jensen, T.K, et al. "Caffeine Intake and Semen Quality in a Population of 2,554 Young Danish Men." *Am J Epidem* (2010); 171(8): 883-891.
25. Luebbe, A.M. and Bell, D.J. "Mountain Dew or mountain don't?: a pilot investigation of caffeine use parameters and relations to depression and anxiety symptoms in 5th- and 10th-grade students." *J Sch Health* (2009); 79(8): 380-387.
26. Elliott, J.O, et al. "Exercise, diet, health behaviors, and risk factors among persons with epilepsy based on the California Health Interview Survey, 2005." *Epilepsy Behav* (2008); 13(2): 307-315.
27. Vandeloo, M.J, et al. "Effects of lifestyle on the onset of puberty as determinant for breast cancer." *Euro J Cancer Prevent* (2007); 16(1): 17-25.
28. Nguyen, S. et al. "Sugar-sweetened beverages, serum uric acid, and blood pressure in adolescents." *J Pediatr* (2000);

154(6): 807-813.

29. Hattah, F.N, et al. "Dental discoloration: an overview." *J Esthet Dent* (1999); 11(6): 291-310.
30. Dasgupta, J, et al. "Enhancement of rat bladder contraction by artificial sweeteners via increased extracellular Ca2+ influx." *Toxicology and Applied Pharmacology* (2006): 217(4): 221-224.

    Mallath, M.K. "Carbonated soft drink consumption and risk of esophageal adenocarcinoma." *J Natl Cancer Inst* (2006); 98(9): 644-645.
31. "Drinking Soda Linked To Gullet Cancer Rise." www.newscientist.com

第六章

1. Adams, M. *The Five Soft Drink Monsters*. Toledo, OH: Truth Publishing, LLC, 2005.
2. Griffiths, R.R, et al. "Is caffeine a flavoring agent in cola soft drinks?" *Arch Fam Med* 2000; 9: 727-734.
3. Avena, N.N, et al. "Evidence for sugar addiction: behavioral and neurochemical effects of intermittent, excessive sugar intake." *Neurosci Biobehav Rev* 2008; 32(1): 20-39.
4. Roberts, H.J. "Aspartame (NutraSweet) Addiction." *Townsend Letter for Doctors & Patients* 2000; 198: 52-57.
5. www.kaysheppard.com

6. Selye, H. *The Stress of Life*. New York: McGraw-Hill, 1954.

第七章

1. Greenberg, B.S. "A portrait of food and drink in commercial TV series." *Health Commun* 2009; 24(4): 295-303.
2. "Family Doctors Sign Educational Deal with Coca-Cola." www.npr.org
3. "Aspartame has been renamed and is now being marketed as a natural sweetener." www.naturalnews.com

第八章

1. "Statement Regarding Release of the Evaluation of School Beverage Guidelines." www.rwjf.org
2. Block, J.P, et al. "Point-of-Purchase Price and Education Intervention to Reduce Consumption of Sugary Soft Drinks." *Am J Public Health* 2010; 100(8):1427–1433.
3. Brownell, K.D, et al. "The Public Health and Economic Benefits of Taxing Sugar- Sweetened Beverages." *N E J Med* 2009; 361(16): 1599-1605.

索引

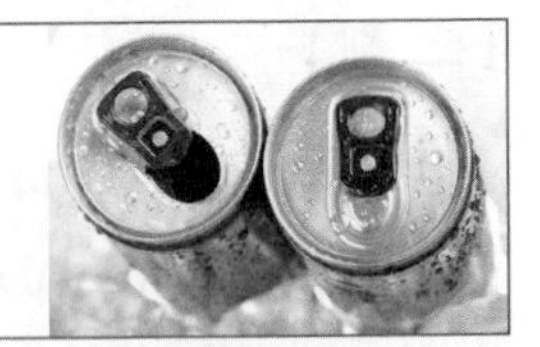

＊依中文筆劃排列

【一劃】

【二劃】

【三劃】

【四劃】

【五劃】

【六劃】

【七劃】

【八 劃】

【九 劃】

【十 劃】

【十一劃】

【十二劃】

【十三劃】

【十四劃】

【十五劃】

【十六劃】

【十七劃】

【十八劃】

【十九劃】

【二十劃】

【二十三劃】

【二十四劃】

國家圖書館出版品預行編目資料

致命的飲料／南西・艾波頓（Nancy Appleton）、
G. N. 賈可伯斯（G. N. Jacobs）合著；鄭淑芬譯.
-- 一版. -- 臺北市：八正文化, 2017.08
面；14.8 x 21公分
譯自：Killer colas
ISBN 978-986-93001-8-6（平裝）

1. 食品衛生管理　2. 食品添加物　3. 飲料

415.25　　106010155

致命的飲料

定價：320

作　　者	Nancy Appleton、GN. Jacobs
譯　　者	鄭淑芬
封面設計	八正文化
版　　次	2017 年 8 月一版一刷
發 行 人	陳昭川
出 版 社	八正文化有限公司 108 台北市萬大路 27 號 2 樓 TEL/ (02) 2336-1496 FAX/ (02) 2336-1493
登 記 證	北市商一字第 09500756 號
總 經 銷	創智文化有限公司 23674 新北市土城區忠承路 89 號 6 樓 TEL/ (02) 2268-3489 FAX/ (02) 2269-6560

歡迎進入～

八正文化　網站：**http://www.oct-a.com.tw**

八正文化站落格：**http://octa1113.pixnet.net/blog**

本書如有缺頁、破損、倒裝，敬請寄回更換。